中医适宜技术操作入门丛书

图解

伤科病推拿

总　主　编　张伯礼

副总主编　郭　义　王金贵

主　编　翟　伟

中国健康传媒集团

中国医药科技出版社

U0746497

内 容 提 要

　　本着"看得懂、学得会、用得上"的编写原则，本书重点突出伤科病推拿的临床操作技术及相关知识。全书图文并茂，更配以操作视频，用二维码的形式附于正文相应位置，方便实用，真正实现"看得见的操作、听得见的讲解"。适用于广大针灸临床工作者、爱好中医传统疗法的医疗工作者、基层大夫、各级诊所大夫及中医爱好者参考使用。

图书在版编目（CIP）数据

图解伤科病推拿 / 翟伟主编 . — 北京：中国医药科技出版社，2018.1
（中医适宜技术操作入门丛书）
ISBN 978-7-5067-9628-6

Ⅰ . ①图… Ⅱ . ①翟… Ⅲ . ①中医伤科学—推拿—图解 Ⅳ . R274-64

中国版本图书馆 CIP 数据核字（2017）第 250807 号

ISBN 978-7-88728-198-2

本书视频音像电子出版物专用书号：

9 787887 281982 >

美术编辑	陈君杞
版式设计	也 在
出版	中国健康传媒集团｜中国医药科技出版社
地址	北京市海淀区文慧园北路甲 22 号
邮编	100082
电话	发行：010-62227427 邮购：010-62236938
网址	www.cmstp.com
规格	710 × 1000mm $\frac{1}{16}$
印张	13 $\frac{1}{4}$
字数	199 千字
版次	2018 年 1 月第 1 版
印次	2018 年 8 月第 2 次印刷
印刷	北京盛通印刷股份有限公司
经销	全国各地新华书店
书号	ISBN978-7-5067-9628-6
定价	**39.00 元**

王序

    中医药是中国古代科学技术的瑰宝，是打开中华文明宝库的钥匙。一直以来，中医药以独特的理论、独特的技术在护佑中华民族健康中发挥着独特的作用。正如习近平总书记在全国卫生与健康大会上所强调的，中医药学是我国各族人民在长期生产、生活和同疾病做斗争中逐步形成并不断丰富发展的医学科学，是我国具有独特理论和技术方法的体系。

    "千淘万漉虽辛苦，吹尽狂沙始见金。"从针刺到艾灸，从贴敷到推拿，从刮痧到拔罐，这些技术经过历史的筛选，成为中医药这个宝库中的珍宝，以其操作便捷、疗效独特、安全可靠受到历代医家的青睐，并深深地融入人民群众的日常生活中。这些独特的技术不仅成为中医药独特的标识基因，更成为人民群众养生保健、疗病祛疾的重要选择。

    党的十八大以来，以习近平同志为核心的党中央把中医药提升到国家战略高度、作为建设健康中国的重要内容，提出了一系列振兴发展中医药的新思想、新论断、新要求，谋划和推进了一系列事关中医药发展的重大举措，出台了《中华人民共和国中医药法》，印发了《中医药发展战略规划纲要（2016—2030 年）》，建立了国务院中医药工作部际联席会议制度，发表了《中国的中医药》白皮书，推动中医药从认识到实践的全局性、深层次的变化。

    刚刚胜利闭幕的党的十九大，作出了"坚持中西医并重，传承发展中医药事业"的重大部署，充分体现了以习近平同志为核心的党中央对中医药工作的高度重视和亲切关怀。这为我们在新时代推进中医药振兴发展提供了遵循、指明了方向。

习近平总书记指出，坚持中西医并重，推动中医药与西医药协调发展、相互补充，是我国卫生与健康事业的显著优势。近年来，我们始终坚持以人民为中心的发展思想，按照深化医改"保基本、强基层、建机制"的要求，在基层建立中医馆、国医堂，大力推广中医适宜技术，提升基层中医药服务能力。截至2016年底，97.5%的社区卫生服务中心、94.3%的乡镇卫生院、83.3%的社区卫生服务站和62.8%的村卫生室能够提供中医药服务。"十三五"以来，我们启动实施了基层中医药服务能力提升工程"十三五"行动计划，把大力推广中医适宜技术作为工作重点，并提出了新的更高的要求。

在世界中医药学会联合会中医适宜技术评价与推广委员会、中国健康传媒集团和天津中医药大学的大力支持下，张伯礼院士、郭义教授组织专家对21种中医适宜技术进行了系统梳理，包括拔罐疗法、推拿罐疗法、皮肤针疗法、火针疗法、刮痧疗法、耳针疗法、电针疗法、水针疗法、微针疗法、皮内针疗法、子午流注针法、刺络放血疗法、穴位贴敷疗法、穴位埋线疗法、艾灸疗法、自我康复推拿、小儿推拿、推拿功法、伤科病推拿、内科病推拿、食养食疗法，从基础理论、技法介绍、临床应用等方面详细加以阐述，编纂成《中医适宜技术操作入门丛书》。该丛书理论性、实用性、指导性都很强，语言通俗，图文并茂，还配有操作视频，适合基层医务工作者和中医爱好者学习使用。

希望这套丛书能够让中医适宜技术"飞入寻常百姓家"，更好地造福人民群众健康，为健康中国建设作出贡献。

国家卫生计生委副主任
国家中医药管理局局长
中华中医药学会会长
2017 年 10 月

图解
伤科病推拿
TUJIE
SHANGKEBING
TUINA

张序

2016 年 8 月，全国卫生与健康大会在北京召开。这是新世纪以来，具有里程碑式的卫生工作会议，吹响了建设健康中国的号角。习近平总书记出席会议并发表重要讲话。他强调，没有全民健康，就没有全面小康。要把人民健康放在优先发展的战略地位，以普及健康生活、优化健康服务、完善健康保障、建设健康环境、发展健康产业为重点，加快推进健康中国建设，为用中国式办法解决世界医改难题进行了具体部署。

习近平总书记指出，在推进健康中国建设的过程中，要坚持中国特色卫生与健康发展道路。预防为主，中西医并重，推动中医药和西医药相互补充、协调发展，努力实现中医药健康养生文化的创造性转化、创新性发展。中医药要为健康中国建设贡献重要力量。

中医药学是中华民族在长期生产与生活实践中认识生命、维护健康、战胜疾病的经验总结，是中国特色卫生与健康的战略资源。广大人民群众在数千年的医疗实践中，积累了丰富的防病治病经验与方法，形成了众多有特色的中医实用适宜技术。前几十年，由于以药养医引致过度检查、过度医疗，使这些适宜技术被忽视，甚至丢失。这些技术简便验廉，既可以治病，也可以防病保健；既可以在医院使用，也可以在社区家庭应用，在健康中国的建设中大有可为，特别是对基层医疗单位具有重要的实用价值。

记得20世纪六七十年代有一本书，名为《赤脚医生手册》，这本深紫色塑料皮封面的手册，出版后立刻成为风靡全国的畅销书，赤脚医生几乎人手一册。从常见的感冒发热、腹泻到心脑血管疾病和癌症；从针灸技术操作、中草药到常用西药，无所不有。在长达30年的岁月里，《赤脚医生手册》不仅在经济不发达的缺医少药时代为我们国家培养了大量赤脚医生和基层工作人员，解决了几亿人的医疗问题，立下汗马功劳，这本书也可以说是全民健康指导手册。

编写一套类似《赤脚医生手册》的中医适宜技术丛书是我多年的夙愿。现在在医改深入进程中，恰逢其时。因此，我们组织天津中医药大学有关专家，在世界中医药学会联合会中医适宜技术评价和推广委员会、中国针灸学会刺络与拔罐专业委员会的大力协助下，在中国医药科技出版社的支持策划下，对千百年来医家用之有效、民间传之已久的一些中医适宜技术做了比较系统的整理，并结合医务工作者的长期实践经验，精心选择了21种中医适宜技术，编撰了这套《中医适宜技术操作入门丛书》。

丛书总体编写的原则是：看得懂，学得会，用得上。所选疗法疗效确实，安全性好，针对性强，重视操作，力求实用，配有技术操作图解，清晰明了，图文并茂，并把各技术操作方法及要点拍成视频，扫二维码即可进入学习。本丛书详细介绍了各种技术的操作要领、操作流程、适应证和注意事项，以及这些技术治疗的优势病种，使广大读者可以更直观地学习，可供各级医务工作者及广大中医爱好者选择使用。当然，书中难免会有疏漏和不当之处，敬请批评指正，以利再版修正。

中国工程院院士

天津中医药大学校长

中国中医科学院院长

2017年7月

前言

　　中医是中华民族在长期的生产与生活实践中认识生命、维护健康、战胜疾病的宝贵经验总结。广大人民群众在数千年的医疗实践中积累了丰富的防病治病的方法，从而形成了众多中医特有的实用疗法。它们是我国传统医学宝库中的一大瑰宝，也是中医学的重要组成部分。

　　为了继承和发扬这些中医特有的宝贵经验，普及广大民众的医学保健知识，满足广大民众不断增长的自我保健需求，中国医药科技出版社和世界中医药学会联合会组织有关专家，根据中医药理论，对千百年来民间传之已久、医家用之于民、经实践反复验证而使用至今的一些中医实用技术做了系统整理，并结合医务工作者们的长期实践经验，精心选择了21种中医实用疗法，编撰了这套《中医适宜技术操作入门丛书》。

　　本丛书所选疗法疗效确实，针对性强，有较高的实用价值。本着"看得懂，学得会，用得上"的原则，我们在编写过程中重视实用和操作，文中配有操作技术的图解，语言表达生动具体、清晰明了，力求做到图文并茂，并把各技术操作方法及要点拍成视频，主要阐述它们的技术要领、规程、适应证和注意事项，使广大读者可以更直观更简便地学习各种技术的具体操作流程。这些适宜技术不但能够保健治病，在关键时刻还可以救急保命，具有疗效显著、取材方便、经济实用、操作简便、不良反应少等特点，非常适合基层医疗机构推广普及，有的疗法老百姓也可以在医生的指导下用来自我治病和保健。

　　本丛书在编写过程中得到了世界中医药学会联合会和中国医药科技出版社的大力支持，中医界众多同道也提出了许多有建设性的建议和指导，由于条件有限，未能一一列出，在此我们深表谢意。由于编者水平有限，书中难免会有疏漏和不当之处，敬请批评指正。

丛书编委会

2017 年 7 月

伤科病推拿编写的整体特点：图文并茂，采用以图释文、以文解图的方式，使读者看得懂，学得会，用得上。侧重点有所不同，主要核心就是"技法"、主要目的就是使读者能够"看了就懂，拿来就用，用了即效"。本着"必要、精简、重点、要点"的原则配图。每一图下，配有简洁清晰的操作要点解说。书中图和视频均由优秀的摄影师拍摄。

本书由基础篇、技法篇和临床篇组成。基础篇为基础理论内容，主要介绍推拿的起源和发展史，推拿的治疗原理，推拿治则及治法（温、通、补、泻、汗、和、散、清八法），推拿的注意事项和禁忌证。技法篇主要介绍伤科病推拿常用手法，包括㨰法、一指禅推法、揉法、摩法、擦法、推法、搓法、点法、拿法、拨法、抖法、拍法、摇法、拔伸法、扳法等20多种基本手法，按手法动作形态特点归纳为摆动类手法、摩擦类手法、挤压类手法、叩击类手法、振动类手法、运动关节类手法六大类。另外，还介绍了按揉法、拿揉法、推摩法、牵抖法等四种常用的复合手法。临床篇选择伤科推拿的有效优势病种，主要介绍常见伤科疾病落枕、颈椎病、项背肌筋膜炎、胸椎小关节紊乱、肩周炎、肱骨外上髁炎、腕管综合征、急性腰扭伤、腰背筋膜炎、腰椎间盘突出症、腰椎骨质增生症、强直性脊柱炎、外伤性截瘫、梨状肌综合征、臀上皮神经损伤、膝关节髌骨软化症、膝关节内外侧副韧带扭伤、膝关节骨性关节炎、踝关节扭伤、跟痛症的概念、病因病机、临床表现及推拿治疗。

本书各章节编写分工如下：基础篇由李强、郭丹、张珈铭、王晓玥编写；技法篇由李忠正、闫泽明、樊一桦编写；临床篇由翟伟、任秋兰、王琦编写。文字脚本和摄影脚本由李忠正、樊一桦编写。图片剪裁美化，技法篇由李忠正、樊一桦、张珈铭完成；临床篇由翟伟、任秋兰、郭丹完成。另外，努娜、代玮也在绘图及图片美化工作中给予了帮助，在此一并表示感谢。

本书在编写过程中，由于水平及时间有限，书中内容难免有不足或疏漏之处，希望广大读者在使用过程中及时提出，以便进一步修订和提高。

编　者

2017 年 6 月

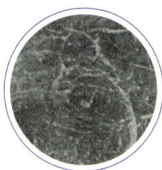

目录
CONTENTS

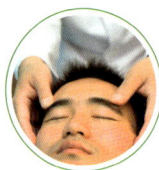

027~102

技法篇

技
法
篇

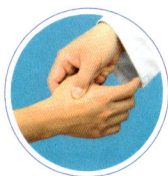

103~194

临
床
篇

临床篇

推拿疗法

　　是中医学伟大宝库的重要组成

　　部分，其历史源远流长，奠基于秦

　　汉、成熟于魏晋南北朝、宋明清时期得

　　以发展提高。新中国成立以后，推拿的

　　临床应用更加广泛，机理研究更加深

　　入，随着"治未病"、养生保健思想

　　的深入人心，推拿疗法更是出

　　现欣欣向荣之势。

基础篇

第一节　推拿的起源和发展史

秦汉时期，《黄帝内经》的诞生标志着推拿理论的形成，为推拿疗法的发展奠定了基础，主要表现在对手法、工具、主治范围、治病机制等方面进行了系统阐述。如《素问·异法方宜论》曰："中央者其地平以湿，天地之所以生万物之众，其民食杂而不劳，故其病多痿厥寒热，其治宜导引按跷，故导引按跷者，亦从中央出也"。由此可见推拿起源于我国中原地区，相当于今河南洛阳一带。《内经》还在很多篇章中明确指出按摩、导引是一种重要的治疗方法，甚至不可或缺。如《素问·奇病论》有："帝曰：病胁下满，气逆，二三岁不已，是为何病？岐伯曰：病名曰息积，此不妨于食，不可灸刺，积为导引服药，药不能独治也。"

《内经》中记载的推拿手法很丰富，有按、摩、切、扪、循、拊、弹、抓、推、压、屈、伸、摇等方法，这些手法中以按、摩二法运用最多。而要求推拿者必须要有深厚的功力和灵巧的双手，才能够达到"力、能、信息"的渗透和传导，起到治疗效果。在《灵枢·官能》篇就有对其重要性的描述："各得其人，任之其能，故能明其事。缓节柔筋而心和调者，可使导引行气。"

《内经》中还首次记载了推拿手法的辅助工

具，如《灵枢·九针十二原》："圆针者，针如卵形、揩摩分间，不得伤肌肉，以泻分气；尖针者，锋如黍粟之锐，主按脉勿陷、以致其气"。这两种推拿工具可增强手法对穴位刺激，拓宽手法的使用范围。

治疗方面，《素问·血气形志篇》记载："形数惊恐，经络不通，病生于不仁，治之以按摩醪药。"王冰注曰："夫按摩者，开通闭塞，导引阴阳。"指出了按摩具有疏通经络，开通闭塞之功能，可使气血流畅，精微物质得以输布，从而可用于痹麻不仁等病症。在《内经》中，推拿疗法的主要应用范围为内科疾病，如寒、热、痹、虚证等，《素问·阴阳应象大论》曰："血实者决之，气虚宜掣引之。"意为明辨病情，血实之证宜用泻血法，气虚宜用导引按摩之法治疗。

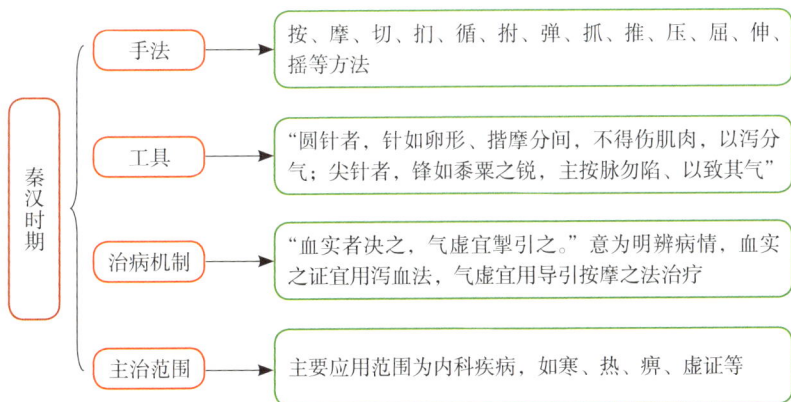

```
                   ┌─ 手法 ──→  按、摩、切、扪、循、拊、弹、抓、推、压、屈、伸、
                   │            摇等方法
                   │
                   │            "圆针者，针如卵形、揩摩分间，不得伤肌肉，以泻分
        秦 ────────┼─ 工具 ──→  气；尖针者，锋如黍粟之锐，主按脉勿陷、以致其气"
        汉          │
        时          │            "血实者决之，气虚宜掣引之。"意为明辨病情，血实
        期 ────────┼─ 治病机制 →  之证宜用泻血法，气虚宜用导引按摩之法治疗
                   │
                   └─ 主治范围 →  主要应用范围为内科疾病，如寒、热、痹、虚证等
```

图 1-1-1　秦汉时期的推拿发展

成熟于魏晋南北朝时期

魏、晋、隋、唐时期，设有按摩科，又相应建立了按摩医政。《隋书·五官志》中有按摩博士2人的记载，这说明隋代已设有按摩博士的官职。《旧唐书·职官志》载有按摩博士1人，保健按摩师4人，按摩工16人，按摩生15人。按摩博士在保健按摩师和按摩工的协助下，指导按摩生学习按摩导引之法，开始了在官府重视下有组织地开展按摩教学活动。此时有按摩专著问世，如《按摩导引经十卷》；隋代的《诸病源候论》，每卷之末均有导引按摩之法；《千金要方》云"小儿虽无病，早起常以膏摩囟上及足心，甚逼风寒。"《唐六典》曰："按摩可除八疾，风、寒、暑、湿、饥、饱、劳、逸。"在这一时期，已经基本上形成了系统的按摩疗法。

两晋及南北朝时期的战乱导致的社会动荡促生的伤病疾患，使医家有机会进行大量的临床实践。民族融和、南北文化互通使临床医学得以广泛交流。这促生了晋唐医学的繁荣景象。按摩在这一时期是医学的重要组成部分，为宫廷医学教育的四大科目之一，按摩在骨伤科和

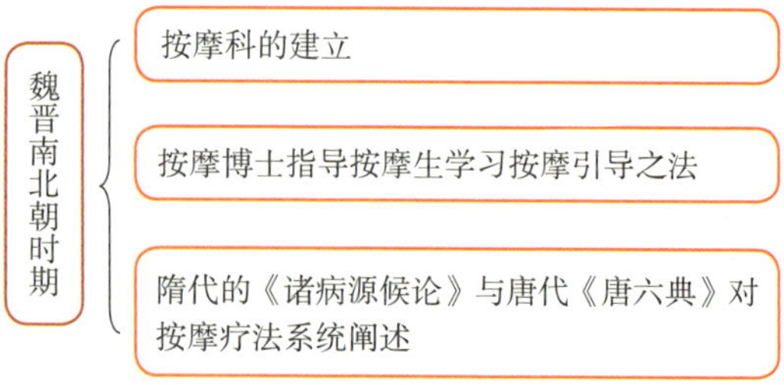

魏晋南北朝时期
- 按摩科的建立
- 按摩博士指导按摩生学习按摩引导之法
- 隋代的《诸病源候论》与唐代《唐六典》对按摩疗法系统阐述

图 1-1-2　魏晋南北朝时期的推拿发展

外科中的广泛运用，在医学领域的地位正日益提高，显示了广阔的发展前景。这是中国推拿按摩的第一个高峰期，按摩成为中医手法学科的法定名称。

这一时期民间推拿盛行，并有很多创新和发展。宋代医生庞安时"为人治病十愈八九……有民家妇孕将产，七日而子不下，百术无所效……令其家人以汤温其腰腹，自为上下按摩，孕者觉胃肠微痛，呻吟间生一男子"，运用了按摩法催产。在宋代陈直的《养老奉亲书》中提出了老年人经常擦涌泉穴，可使晚年步履轻便，精神饱满。元、明时期推拿作为一种治疗方法，广泛的应用于临床各科，并在此基础上产生了丰富的诊疗理论，使推拿治疗按摩作用的认识得到不断地深化。

明代，是推拿按摩发展的又一盛世，推拿学得到了较全面的总结、创新和发展，除政府重视设专科外，小儿推拿专著的问世和小儿推拿独特体系的形成是这一时期推拿按摩发展的一个重要标志。太医院设十三医科进行医学教育，推拿成为医术十三科之一，形成了小儿推拿的独特体系。四明陈氏撰《小儿按摩经》，是我国现存最早的推拿专著。清代太医院虽未设推拿科，但推拿学在小儿、骨伤、内科、五官推拿及膏药按摩的应用以及流派形成上取得了很大成就，如一指禅、内功、正骨、腹诊、脏腑经络、捏筋拍打等民间推拿流派，加上明代

提高于
宋明清
时期

传承下来的小儿点穴推拿流派，均以分散的形式在民间存在和发展，一直延续到民国时期并出现地域性特征。

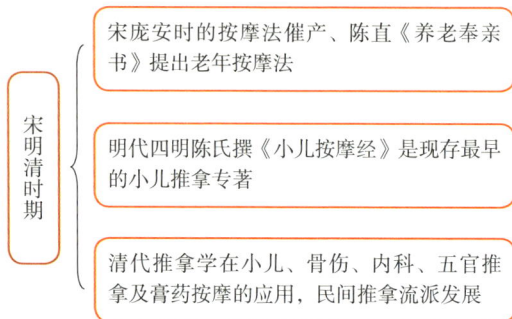

宋明清时期	宋庞安时的按摩法催产、陈直《养老奉亲书》提出老年按摩法
	明代四明陈氏撰《小儿按摩经》是现存最早的小儿推拿专著
	清代推拿学在小儿、骨伤、内科、五官推拿及膏药按摩的应用，民间推拿流派发展

图 1-1-3 宋明清时期的推拿发展

新生于中华

鸦片战争以后，由于帝国主义侵略，按摩疗法和中医同样遭凄惨命运。国民党政府崇洋媚外，对中医学特别是按摩采取民族虚无主义态度。1929 年提出"废止旧医，以扫除医事卫生之障碍"的方针，又在 1936 年提出"国医在科学上无根据"，一律不许执业，从而排斥了中医的社会地位，按摩更被人们视为医家小道。于是，从事按摩者已寥寥无几。与此相反，巫神之道却趁机行事，假借按摩手技为其说教涂脂抹粉、故弄玄虚，严重歪曲了按摩疗法，而真正的按摩疗法仅仅停留在家传口授的窘地。

新中国成立以后，党和政府的中医政策，保证了中医的研究和发展，全国各地办起了推拿学校、专科医院。推拿的治疗范围包括了内、外、妇、儿、五官等各科疾病。同时还开展了推拿作用和治病机理的初步研究，以及推拿历史文献的整理工作，出版了《按摩疗法》《中医推拿讲义》《中医按摩学简编》《中医按摩脏腑图点穴法》《新推拿十八法详解》等专著。

20 世纪 70 年代末，国家进一步重视中医的发展，其中推拿教育和医疗机构也纷纷建立或恢复。上海、北京、广州、河南、陕西、山西、安徽等省市相继恢复兴办了推拿学院（校），一些中医院校增设了针推系，培养了一大批推拿人才。20 世纪 80 年代，长春大学、南京中医药大学、新疆中医学院、北京联合大学，相继开办了盲人按摩大专班和本科班。90 年代，中国残疾人联合会成立了中国盲人按摩中心，对全国盲人保健按摩和医疗按摩实施规范化行业管理。

当今，推拿事业可谓蓬蓬勃勃、兴旺发达。医院基本上都开设了推拿科，社会上的按摩保健更是红红火火。

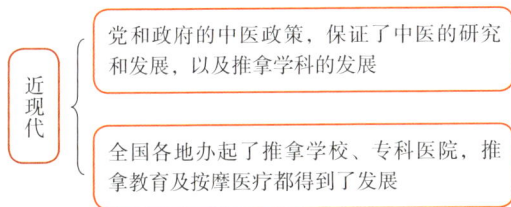

近现代
- 党和政府的中医政策，保证了中医的研究和发展，以及推拿学科的发展
- 全国各地办起了推拿学校、专科医院，推拿教育及按摩医疗都得到了发展

图 1-1-4　近现代推拿的发展

（李强　张珈铭）

第二节　推拿治疗原理

推拿治疗理论丰富，其原理从中医角度讲，具有疏通经络、行气活血；理筋整复、滑利关节；调整脏腑功能、增强抗病能力。西医学认为其除了对骨骼系统、循环系统有作用外，还对神经－内分泌－免疫系统具有一定的影响，从而达到治疗疾病的作用。

一、推拿治疗的中医原理

推拿是通过手法作用于人体肌表，以调整机体的生理、病理状态，达到保健和治疗作用的一种方法。手法主要通过按摩穴位、经络、脏腑或经筋、关节，来达到治疗与保健作用。

（1）纠正解剖位置的异常：凡是关节错位，肌腱滑脱，通过相应手法的外力，得以复位。

（2）改变系统的内能：推拿所施的力量具有能量，静止的力，产生势能；运动的力，产生动能；摩擦的力，产生热能，这些能量传入人体后转换成有关系统的内能。人体各个关节，筋络，肌肉因各种原因引起损伤，而无骨折，脱臼及皮肉破损的，均称为伤筋，推拿治疗有独到之处。伤筋无论是急性还是慢性，疼痛都是主要症状。中医认为血离筋脉，筋脉受限，气血流行不通，"不通则痛"，推拿使其通畅，"通则不痛"。

疏通经络
行气活血

体现一个"松"字。《医宗金鉴·正骨心法要旨》中说："因跌扑闪失，以致骨缝开错，气血郁滞，为肿为痛，宜用按摩法。按其经络，以通郁闭之气，摩其壅聚，以散瘀结之肿，其患可愈。"经络遍布于全身，内属于脏腑，外络于肢节，沟通和联结人体所有的脏腑、器官、孔窍及皮毛、筋肉、骨骼等组织，再通过气血在经络中运行，组成了整体的联系。推拿手法作用于体表局部，在局部通经络、行气血，并且由于气血循着经络的分布流注全身，能影响到内脏及其他部位。如按揉背部十一、十二椎旁开一寸半的脾俞、胃俞能健脾和胃，按点合谷穴可止牙痛。由此可知，推拿治病不仅是以痛为俞，而且还必须根据经络联系的原则，循经取穴。

理筋整复
滑利关节

当骨关节损伤后，由于肌肉和关节的不活动，局部血液循环缓慢，组织发生水肿发生了粘连，造成关节功能障碍，肌肉出现废用性萎缩。正确的推拿治疗，可使血液、淋巴液循环加速，水肿消退，粘连松解，功能障碍的关节能逐渐增大活动范围，达到正常或接近正常的生理功能。所以推拿有利于骨关节损伤的康复。在损伤的局部以手细心触摸以了解其形态，位置的变化，可以帮助我们了解损伤的性质，当发现不同组织，不同形式的错位逆乱，要及时回纳纠正，使筋络顺接气血运行流畅，"通则不痛"。

调整脏腑功能、增强抗病能力

有实验证明，对背部脾俞、胃俞穴推拿 1~2 分钟后大多引起胃蠕动增强；足三里穴推拿后则大多引起胃蠕动减弱。值得提出的是，推拿足三里穴对消化系统具有兴奋和抑制的双向调节作用，在胃蠕动增强时，推拿足三里穴往往使胃蠕动减弱，而当胃蠕动减弱时，推拿后则增强。对足三里按摩有利于调整肠胃，同时还可以增强人体免疫力，最终达到抗病的目的。也有实验证明，对足三里推拿后可降低胃泌素的分泌和增强小肠的吸收功能，所以对消化系统功能性病变有较好的治疗效果。

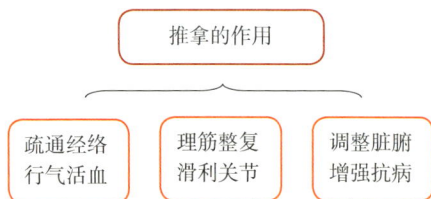

推拿的作用

疏通经络
行气活血

理筋整复
滑利关节

调整脏腑
增强抗病

图 1-2-1 推拿作用原理

二、推拿作用的现代研究

（一）推拿对肌肉骨骼系统的作用

现代研究认为：推拿能够促进肌肉损伤部位新生毛细血管的形成和成熟，促进纤维细胞转化和胶原纤维合成，并使其排列规整致密，有利于创伤的愈合；推拿能够使皮下组织与肌肉间产生滑动，可松解损伤组织间的粘连，有利于受损肌肉形态结构的恢复，减轻肌纤维间纤维组织增生，从而减轻对肌肉收缩的限制，使肌肉尽可能恢复原有功能。

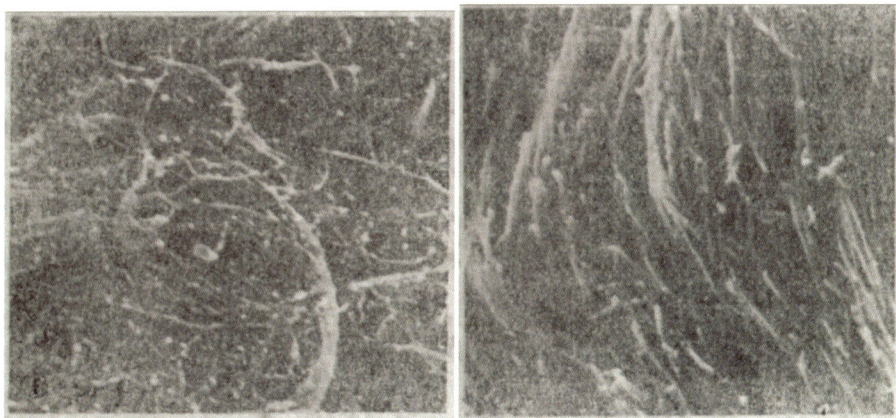

胶原纤维排列紊乱，互相交织。（×10000）　　按摩10天后，胶原纤维排列整齐。（×10000）

图 1-2-2　按摩对肌肉胶原纤维的影响

（二）推拿对循环系统的作用

1. 推拿手法可大量地消耗和去除血管壁上的脂类物质，这些脂类物质大量清除，对恢复血管壁的弹性，改善血管管道的通畅，避免血管硬化的形成，具有一定的作用。

2. 推拿能改善动脉壁的弹性，降低血管周围阻力，增加血管的流通量，促进血流量的增加，因而对心肌的供氧，心功能的改善也有一定作用。

3. 推拿可改善局部血液循环，增加血流量，减轻组织水肿，提供细胞更多氧气及营养物质，促进新陈代谢，从而加速细胞的成熟，并且迅速清除坏死成分，减轻局部刺激，进一步减轻受损组织水肿，加快炎症消散。

4. 推拿可调节人体血液循环系统的机能，双向调节人体血压和心率，而使血压和心率趋向于正常水平。

组织细胞

（氧气）　（二氧化碳）

体循环：　血液从左心室 → 主动脉 → 全身毛细血管网 → 上、下腔静脉 → 右心房

动脉血

静脉血

肺循环：　左心房 ← 肺静脉 ← 肺部毛细血管网 ← 肺动脉 ← 右心室

（氧气）　（二氧化碳）

肺泡

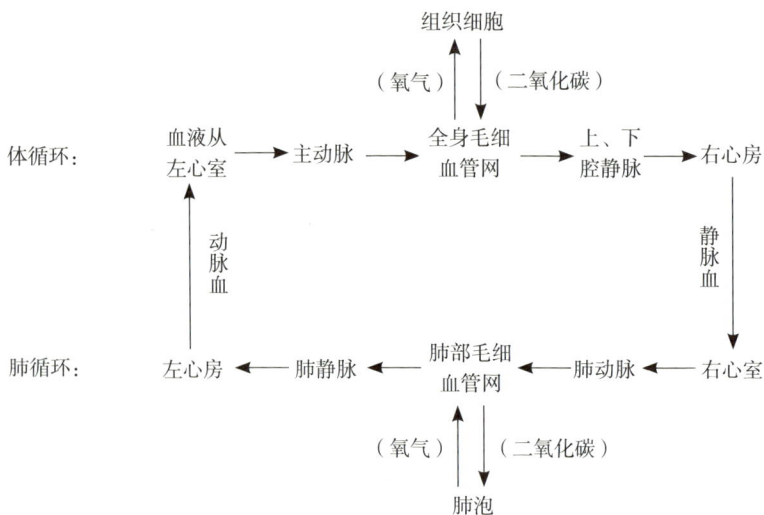

图 1-2-3　推拿对循环系统的调节

（三）推拿对神经、内分泌、免疫网络系统的作用

1. 推拿对神经系统作用

当人体中枢神经抑制时，会出现如肺、支气管收缩，心跳减慢，冠状动脉收缩，食管蠕动增强，小肠、升结肠、横结肠蠕动增强，张力加大，分泌增加，降结肠、直肠蠕动增强，肛门括约肌松弛，胆囊收缩增强，可表现为咳嗽、呼吸急促、心绞痛、心律失常、恶心呕吐、腹痛等；当中枢神经处于兴奋状态时，上述器官出现一系列与此相反的表现。

推拿通过补泻手法作用于中枢神经，影响植物神经的兴奋性来调节免疫功能。缓慢、柔和的连续手法刺激，能减轻中枢神经的兴奋；而急速、较重且时间较短的刺激作用则相反，可以缓解中枢神经系统的抑制。

2. 推拿对内分泌系统作用

按摩手法的适度刺激，可以使人体处于一种良性应激状态中，促进体内各个内分泌调节轴的良性运作，对全身各种靶细胞的功能进行广泛的调整。

3.推拿对免疫系统作用

推拿能够调控人体免疫系统,促进神经递质细胞的释放,从而增强人体的抗病能力,同时释放的多巴胺、复合胺能够调控情志,在一定程度上减轻了患者的心理压力和紧张情绪。推拿可以增加机体血液中的免疫分子,增加血清免疫球蛋白及其复合物的含量,使之更好地介导各种免疫细胞之间的协作,充分发挥体液免疫的功能作用。

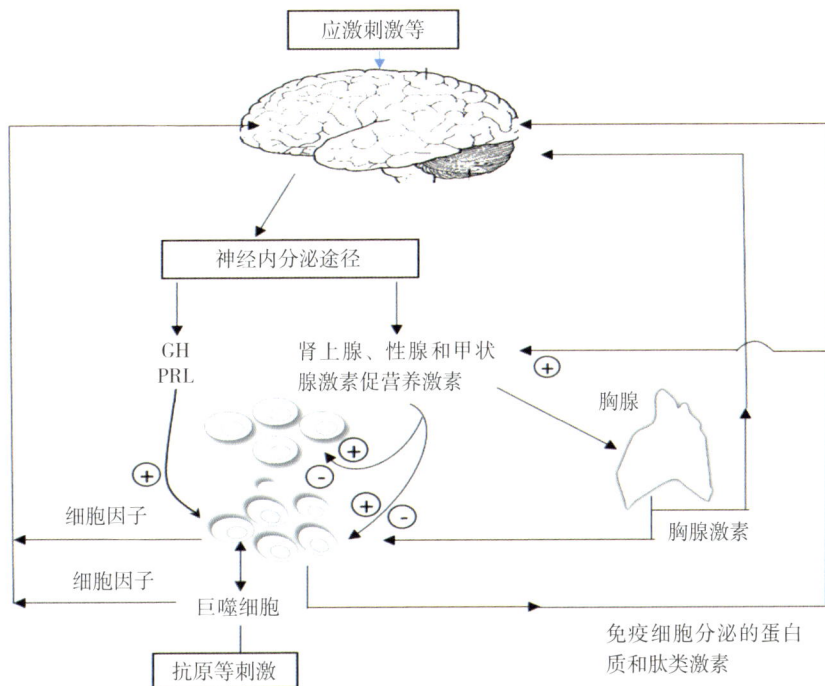

图 1-2-4 推拿对神经、内分泌、免疫系统的调节

（李强 郭丹）

第三节　推拿治则及治法

　　推拿治疗原则是以中医的基础理论、辨证论治为基础，针对临床病症制订的治疗规则，具有普遍的指导意义。主要包括：治未病原则、治病求本原则、扶正祛邪原则、调整阴阳原则和三因制宜原则。

　　根据推拿手法的性质和作用量，结合推拿治疗的部位和穴位，推拿治法分为温、通、补、泻、汗、和、散、清八法。

一、推拿治则

```
            ┌─────────────┐
            │ 以中医基础理论  │
            │ 辨证论治为基础  │
            └─────────────┘
                   │
            ┌─────────────┐
            │ 针对临床病症制订 │
            └─────────────┘
   ┌────┬────┬────┬────┬────┐
 治未病  治病  扶正  调整  三因
 原则   求本  祛邪  阴阳  制宜
       原则   原则  原则  原则
```

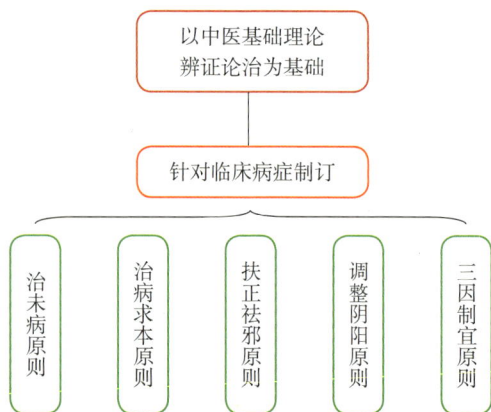

图 1-3-1　推拿治则

**治未病
原则**

　　治未病思想最早记载于《黄帝内经》。华佗所创五禽戏、先秦时期药巾按摩法、巢元方的摩腹疗病养生等皆为早期养生保健法。《诸病源候论》中所载关于养生保健的自我推拿内容，说明按摩疗法重视预防。目前，推拿在临床预防和治疗疾病方面发挥同样的重要作用。

治病求本
原则

治病求本是指治病要正确辨别疾病的本质并针对其最根本的病因进行治疗。

1. 正治原则

"正治"即是逆其证候性质而治的方法，包括"寒者热之"、"热者寒之"、"虚则补之"、"实则泻之"等不同的治疗方法。适用于疾病的本质和现象相一致的病证。

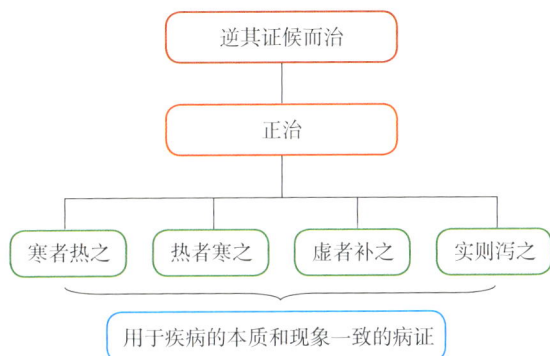

```
            逆其证候而治

              正治

寒者热之   热者寒之   虚者补之   实则泻之

       用于疾病的本质和现象一致的病证
```

图 1-3-2　推拿正治原则

2. 反治原则

"反治"即是顺从证候性质而治的方法。包括"寒因寒用"、"热因热用"、"塞因塞用"、"通因通用"等不同的治疗方法。适用于疾病的本质与现象不完全一致的病证。

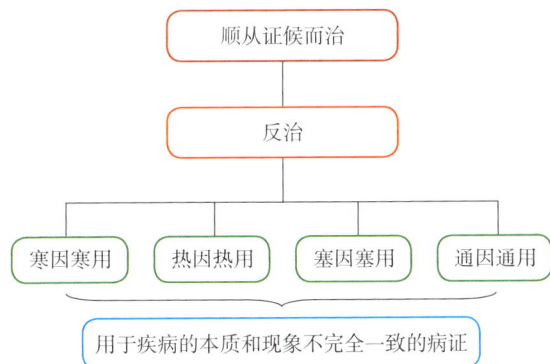

```
            顺从证候而治

              反治

寒因寒用   热因热用   塞因塞用   通因通用

      用于疾病的本质和现象不完全一致的病证
```

图 1-3-3　推拿反治原则

3. 标本缓急原则

病证有标本主次的不同，故治疗有先后缓急之分。"急则治标"的原则可先缓解急性症状或为其他疗法争取时间；"缓则治本"的原则是治病的根本之图；若标本并重，则应标本兼顾，标本同治。

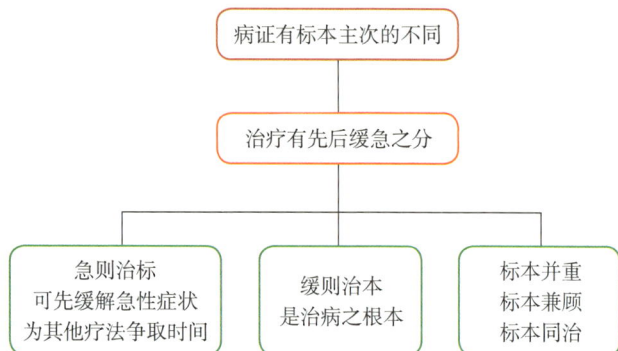

病证有标本主次的不同

治疗有先后缓急之分

急则治标
可先缓解急性症状
为其他疗法争取时间

缓则治本
是治病之根本

标本并重
标本兼顾
标本同治

图 1-3-4　推拿标本缓急治疗原则

中医认为疾病的过程是正气与邪气矛盾双方相互斗争的过程，邪胜正则病进，正胜邪则病退。治疗疾病应扶助正气、祛除邪气，并遵循扶正而不留邪、祛邪而不伤正的原则。

（1）扶正原则　扶正即用具有温热等性质的手法行补法——作用时间长的轻刺激，用于虚证。

（2）祛邪原则　祛邪即用具有寒凉等性质的手法行泻法——作用时间短的重刺激，用于实证。

中医基础理论认为，疾病发生发展的根本是阴阳相对平衡遭到破坏，即正常的阴阳消长被阴阳的偏盛偏衰取代。

（1）阴阳偏盛　即阴邪或阳邪过盛有余，治疗时应采用"损其有余"的方法。阳盛则热，常表现为阳盛而阴未虚的实热证，应清除实热。阴盛则寒，常表现为阴盛而阳未虚的实寒证，应温里散寒。

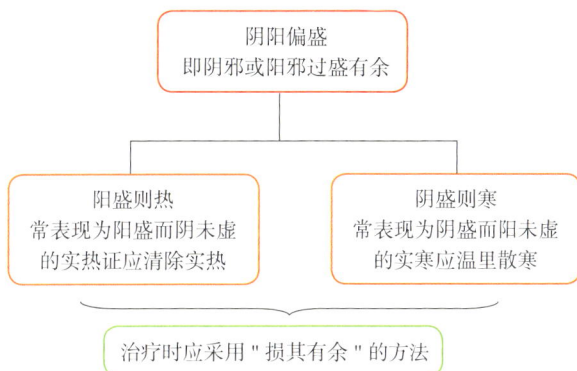

**调整阴阳
原则**

图 1-3-5　推拿阴阳偏盛治则

（2）阴阳偏衰　即正气中的阴或阳虚损不足，治疗时应采用"补其不足"的方法。阴虚不能制阳，常表现为阴虚阳亢的虚热证，应滋阴以制阳。阳虚不能制阴，则表现为阳虚阴盛的虚寒证，应温阳以治阴。若阴阳两虚，则应阴阳双补。

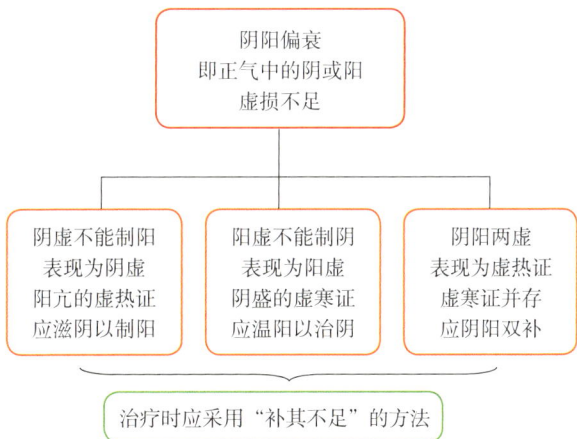

图 1-3-6　推拿阴阳偏衰治则

三因制宜原则

　　三因制宜即因地、因时、因人制宜，是指要根据地区、季节和个体情况的不同制定相应的治疗疾病的方法。

　　（1）不同地域　北方多寒冷，南方多潮湿，居住环境不同，对疾病采取的治疗方法也不同。

　　（2）不同时节　秋冬季节肌肤腠理致密，手法力度应稍强，推拿介质多用麻油等；春夏季节肌肤腠理疏松，手法力度应稍轻，推拿介质可用薄荷水等。

　　（3）不同病人　体质强者手法可稍重，体质弱者手法应稍轻。肌肉丰厚部可稍重，肌肉薄弱部手法应稍轻。病变部位较深者手法可稍重，病变部位浅者手法应稍轻。

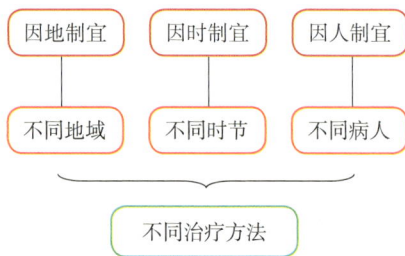

```
因地制宜    因时制宜    因人制宜
   │          │          │
不同地域    不同时节    不同病人
   └──────────┴──────────┘
           不同治疗方法
```

图 1-3-7　推拿三因制宜治则

二、推拿治法

```
根据推拿手法的性质和作用量
          │
结合推拿治疗的部位和穴位
          │
温、通、补、泻、汗、和、散、清八法
```

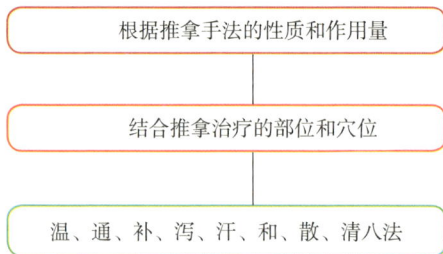

图 1-3-8　推拿治法分类

温法

温，即温热，用于虚寒证的方法。多用摆动类、摩擦类、挤压类手法。治疗手法应缓慢、柔和，作用时间较长，使患者有温热等刺激感。具有温经散寒，补益阳气之功，适用于阴寒虚冷的病证。

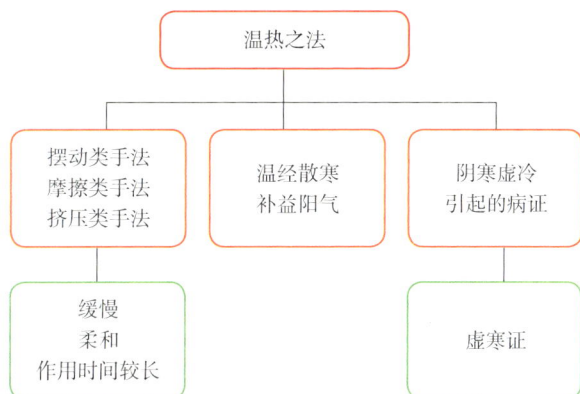

温热之法

摆动类手法
摩擦类手法
挤压类手法

温经散寒
补益阳气

阴寒虚冷
引起的病证

缓慢
柔和
作用时间较长

虚寒证

图 1-3-9　推拿手法——温法

通法

通，即疏通，用于实证的方法。多用推法、拿法、搓法、揉法、击法等手法，其中击法最有疏通的效果，可通调一身阳气，多用于大椎、命门、腰阳关等处。具有通经络、行气血、祛除病邪之功，适用于经络不通所引起的病证。

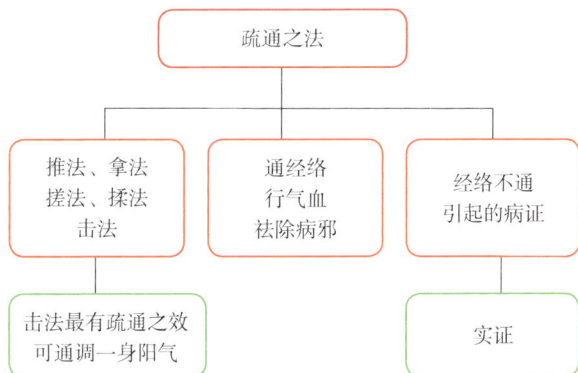

疏通之法

推法、拿法
搓法、揉法
击法

通经络
行气血
祛除病邪

经络不通
引起的病证

击法最有疏通之效
可通调一身阳气

实证

图 1-3-10　推拿手法——通法

补法

补，即滋补，用于虚证的方法。多用摆动类、摩擦类手法。治疗手法应轻柔弱刺激、作用时间长、速度缓。具有补益元气、强身健体之功，适用于气血阴阳不足所引起的病证。

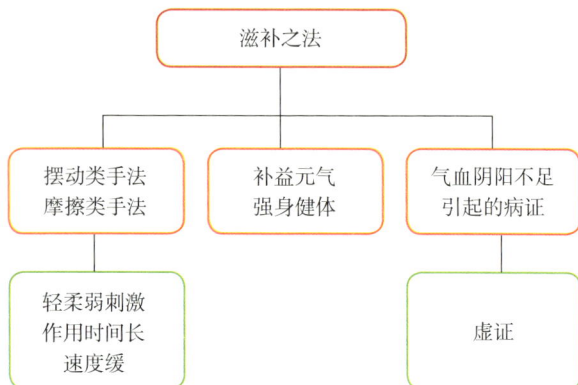

```
                    滋补之法
        ┌──────────────┼──────────────┐
   摆动类手法        补益元气      气血阴阳不足
   摩擦类手法        强身健体      引起的病证
        │                             │
   轻柔弱刺激                         虚证
   作用时间长
   速度缓
```

图 1-3-11　推拿手法——补法

泻法

泻，即泻下，用于下焦实证的方法。多用摆动类、摩擦类、挤压类手法。治疗手法应力重强刺激、作用时间短、速度快。具有通结、散滞、清热之功，适用于结滞实热所引起的病证。

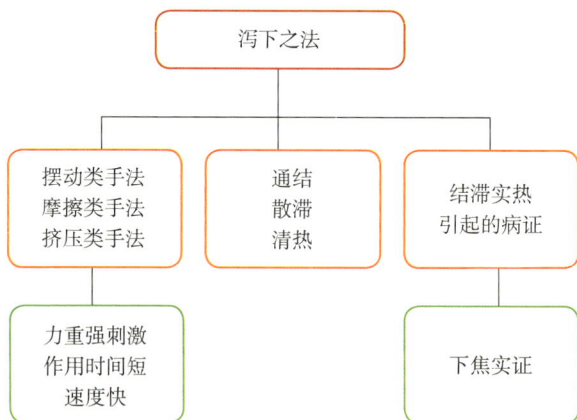

```
                    泻下之法
        ┌──────────────┼──────────────┐
   摆动类手法          通结        结滞实热
   摩擦类手法          散滞        引起的病证
   挤压类手法          清热
        │                             │
   力重强刺激                       下焦实证
   作用时间短
   速度快
```

图 1-3-12　推拿手法——泻法

汗法　　汗法，即发汗发散，用于风寒外感证或风热外感证的方法。多以挤压类、摆动类手法为主，并配合一指禅。外感风寒证治疗手法应先轻后重使汗逐渐透出而解表；外感风热证治疗手法应轻柔使腠理疏松达到微汗解表。具有祛风、散寒、解热之功，适用于外感风寒或风热所引起的病证。

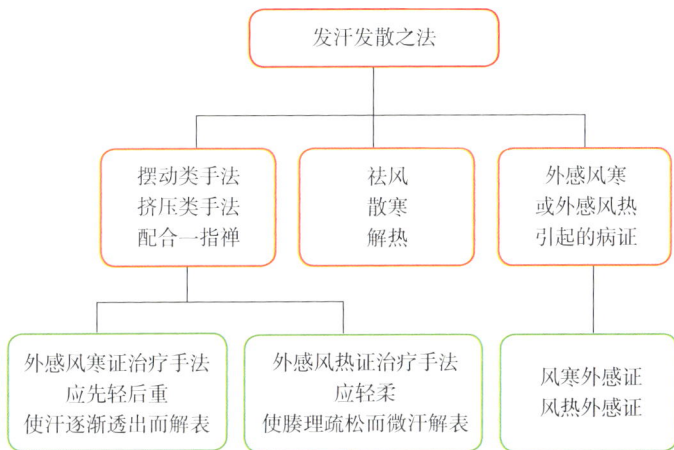

```
                    发汗发散之法

    ┌──────────┬──────────┬──────────┐
  摆动类手法      祛风        外感风寒
  挤压类手法      散寒       或外感风热
  配合一指禅      解热        引起的病证
    │                         │
    ├──────────┐              │
外感风寒证治疗手法  外感风热证治疗手法   风寒外感证
  应先轻后重      应轻柔       风热外感证
使汗逐渐透出而解表 使腠理疏松而微汗解表
```

图 1-3-13　推拿手法—汗法

和法　　和法，即和解调和，用于凡病在半表半里，且不宜汗、不宜吐、不宜下者的方法。多用摆动类、振动类、摩擦类手法。治疗手法应平稳柔和、频率较缓，并注意经络特性。具有调阴阳、理气血、和脏腑、通经络、培元气之功，适用于阴阳、气血、脏腑、经络失和所引起的病证。

和法

```
            和解调和之法
                 │
   ┌─────────────┼─────────────┐
摆动类手法    调阴阳、理气血    阴阳气血
振动类手法    和脏腑、通经络    脏腑经络
摩擦类手法      培元气        失和引起的病证
   │                            │
平稳柔和                   病在半表半里
频率较缓                  且不宜汗、不宜吐、
注意经络特性                 不宜下者
```

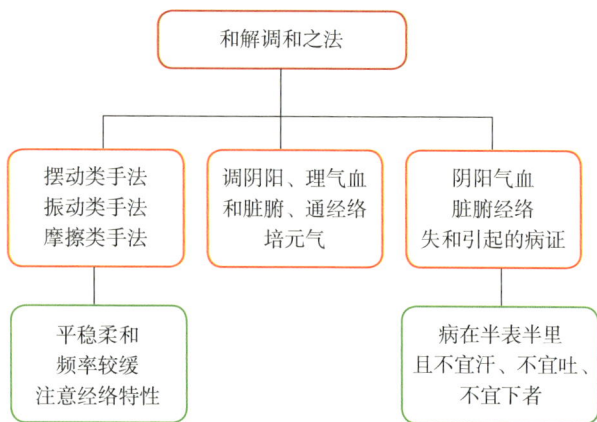

图 1-3-14 推拿手法—和法

散法

散法，即消散疏散，用于实证的方法。多用摆动类、摩擦类手法。治疗手法应轻快柔和、频率由慢到快。具有独到的疏通气血、消散结聚之功，适用于气滞、血瘀、积聚所引起的病证。

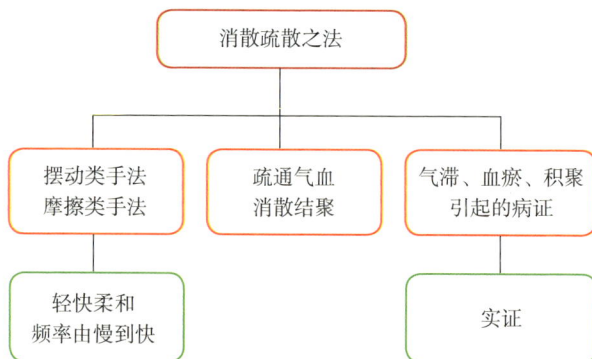

```
            消散疏散之法
                 │
   ┌─────────────┼─────────────┐
摆动类手法      疏通气血      气滞、血瘀、积聚
摩擦类手法      消散结聚        引起的病证
   │                            │
轻快柔和                       实证
频率由慢到快
```

图 1-3-15 推拿手法—散法

清法

清法，即清除热邪，用于热证的方法。多用摩擦类、挤压类手法。治疗手法应速度快、力量重、具有爆发力且要求刚中有柔。施术部位或可见皮肤红或紫等郁热外散之象。推拿介质多用寒凉之水、滑石粉等。具有清热凉血、清热祛暑、生津除烦之功，适用于一切热性病证且无苦寒伤脾胃之虞。

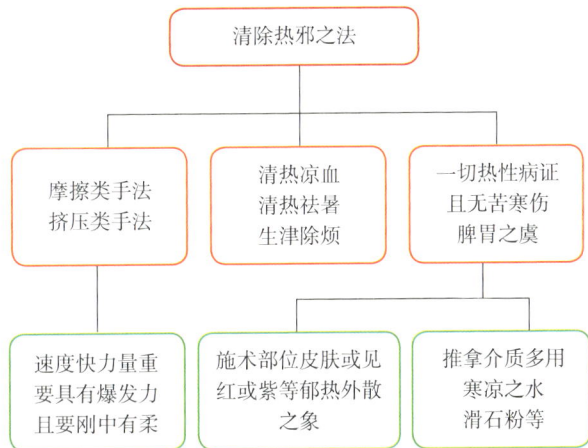

```
                    ┌─────────────┐
                    │  清除热邪之法  │
                    └─────────────┘
          ┌───────────────┼───────────────┐
  ┌──────────┐    ┌──────────┐    ┌──────────┐
  │ 摩擦类手法  │    │ 清热凉血   │    │ 一切热性病证 │
  │ 挤压类手法  │    │ 清热祛暑   │    │ 且无苦寒伤   │
  │          │    │ 生津除烦   │    │ 脾胃之虞    │
  └──────────┘    └──────────┘    └──────────┘
        │                     ┌────────┴────────┐
  ┌──────────┐    ┌──────────────┐    ┌──────────┐
  │ 速度快力量重 │    │ 施术部位皮肤或见 │    │ 推拿介质多用 │
  │ 要具有爆发力 │    │ 红或紫等郁热外散 │    │ 寒凉之水   │
  │ 且要刚中有柔 │    │ 之象        │    │ 滑石粉等   │
  └──────────┘    └──────────────┘    └──────────┘
```

图 1-3-16 推拿手法—清法

（李强　王晓玥）

第四节　推拿的注意事项和禁忌证

推拿按摩适用绝大多数人群，但在具体操作时对治疗环境和治疗对象仍需要一定的要求和注意，甚至对于某些特定的患者和部位是不宜进行推拿按摩治疗的。

一、推拿的注意事项

（1）注意保持室内温度适宜，空气流通。

（2）推拿疗法一般每次 15~30 分钟为宜。

（3）推拿前应清洁双手、摘除饰品，避免划伤皮肤。

（4）对身体虚弱者、老年人、小孩推拿时力量不宜过重。

（5）推拿前选择适当体位，一般选坐位，先静坐片刻放松全身。

（6）推拿轻重以自我感觉舒适为宜，一般头面部稍轻、四肢及腰背部稍重。

（7）大喜大怒、大恐大悲等情绪激动时不宜进行推拿，待情绪平稳后再行推拿。

（8）推拿操作时力量应由轻到重，均匀柔和持久，禁用暴力，避免人体组织损伤。

（9）推拿时注意观察受术者，如出现头晕、恶心、出汗等不适反应，应立即停止推拿并平卧，严重者应立即送往医院。

二、推拿的禁忌证

（1）妇女经期、产后未恢复者不宜。

（2）各种骨折或严重的老年性骨质疏松症患者不宜。

（3）诊断不明确的急性脊髓损伤或伴有脊髓症状者不宜。

（4）不能排除骨折的急性软组织损伤早期，局部肿胀严重者不宜。

（5）妇女妊娠3个月以上，为防止流产不宜在腹部、臀部、腰骶部推拿。

（6）精神病患者、精神过度紧张或疲劳、过饥过饱、酒醉、剧烈运动后不宜。

（7）心、肺、肝、肾功能严重衰竭者或年老体弱、久病体虚不能承受强刺激者不宜。

（8）局部皮肤损伤者（如烫伤、开放性软组织损伤等）或患有皮肤病者（如溃疡性皮炎等）不宜。

（9）有出血倾向者（如便血、尿血、外伤性出血等）或患有血液病者不宜，推拿可能引起皮下出血。

（李强　王晓玥）

推拿手法

是指用手、肘等肢体部位或借助其

他一些工具，按各种特定的技巧和规范化动

作作用于受术者一定的部位或穴位上，用于防治疾

病的操作方法，属中医外治法范畴。推拿手法具有活血

祛瘀、消肿止痛、温经通络、分解粘连、滑利关节、整复

错位的作用。本章将重点介绍伤科病推拿常用手法，包括㨰

法、一指禅推法、揉法、摩法、擦法、推法、搓法、点法、

拿法、拨法、抖法、拍法、摇法、拔伸法、扳法等 20 多种

基本手法，按手法动作形态特点可归纳为摆动类手法、

摩擦类手法、挤压类手法、叩击类手法、振动类手

法、运动关节类手法六大类。另外，还将介绍

按揉法、拿揉法、推摩法、牵抖法等

四种常用的复合手法。

技法篇

第一节　摆动类手法

以手指、掌或腕关节作连续协调的摆动，称摆动类手法。本类手法包括滚法、一指禅推法、揉法等。

一、滚法

（一）定义

以手背部第五掌指关节背侧突起部吸定在治疗部位，以前臂的主动运动，带动腕关节屈伸旋转活动，使产生的力轻重交替、持续不断的作用于治疗部位上，称为滚法。

（二）动作要领

（1）定（定位）：第五掌指关节背侧突起部。

（2）松（放松）：肩关节、肘关节、腕关节、掌指关节、指间关节放松。

（3）动（主动）：前臂主动用力，前臂旋转带动腕关节屈伸。

（4）面（作用面）：作用面为手背侧。

（三）操作

> **滚法**
>
> （1）拇指自然伸直，其余手指掌指关节屈曲，指间关节微屈，小指、无名指的掌指关节屈曲约达90°，中指、食指屈曲的角度依次减小，手背部绷紧，呈弧面状（**如手握鸡蛋状**）。

（2）以第5掌指关节背侧突起部吸定于体表施术部位上。沉肩、垂肘，肘关节微屈并放松，腕关节放松。

（3）以肘关节为支点，前臂主动做外旋内旋运动，带动腕关节做较大幅度的屈伸活动，使手背尺侧部在施术部位上进行持续不断的来回滚动（图2-1-1、图2-1-2）。

（4）频率每分钟为120~160次。

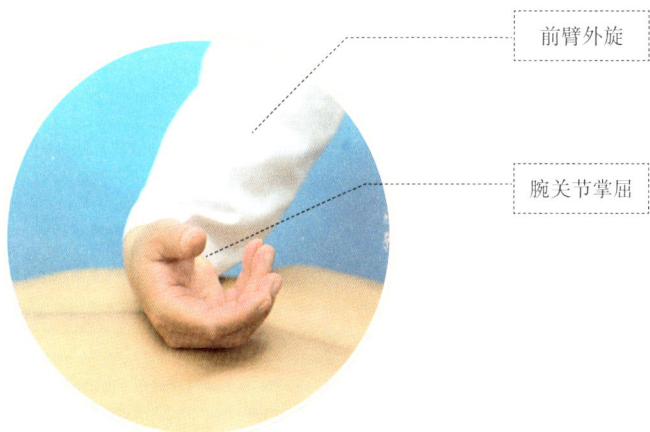

前臂外旋

腕关节掌屈

图2-1-1　前臂外旋，腕关节掌屈

前臂内旋

腕关节背伸

图2-1-2　前臂内旋，腕关节背伸

衍化手法

除滚法外，还有一些衍化手法操作，包括大鱼际滚法、小鱼际滚法、立滚法、掌指关节滚法、肘滚法、指滚法等。

表 2-1-1　滚法衍化手法

衍化手法	定	松	主动力臂	运动形式	面
大鱼际滚法（图 2-1-3）	大鱼际桡侧	上肢各关节放松	前臂	前臂旋转带动大鱼际部	大鱼际部
小鱼际滚法（图 2-1-4）	小鱼际尺侧	上肢各关节放松	前臂	前臂旋转带动小鱼际部	小鱼际部
立滚法（图 2-1-5）	第2、3、4、5近端指间关节背侧突起部	上肢各关节放松	前臂	前臂带动腕关节屈伸	手指背侧
肘滚法（图 2-1-6）	前臂尺侧后 1/3	上肢各关节放松	上臂（腰部发力）	肩关节为支点，带动前臂尺侧	前臂尺侧
掌指关节滚法（图 2-1-7）	第2、3、4、5指近端指节背侧	上肢各关节放松	前臂	前臂带动腕关节屈伸	第2、3、4、5指近端指节背侧
指滚法（图 2-1-8）	第2、3、4、5远端指间关节背侧突起部	上肢各关节放松	前臂	前臂带动腕关节屈伸	手指远端指节背侧

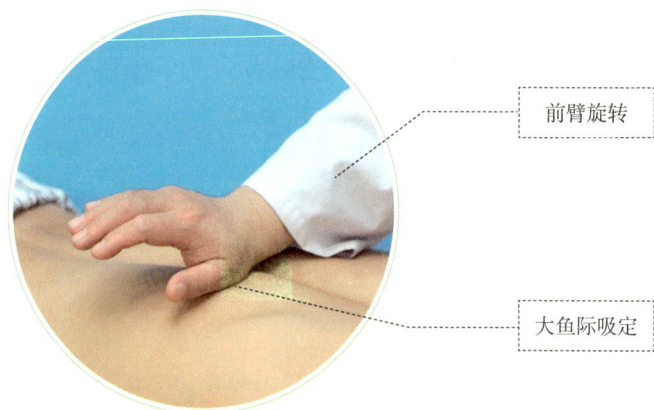

前臂旋转

大鱼际吸定

图 2-1-3　大鱼际滚法

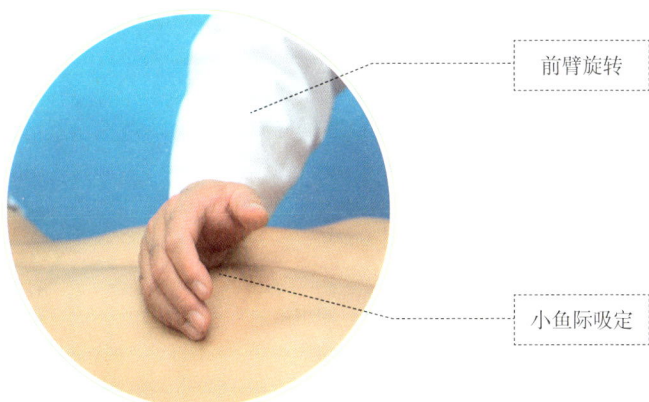

前臂旋转

小鱼际吸定

图 2-1-4　小鱼际㨰法

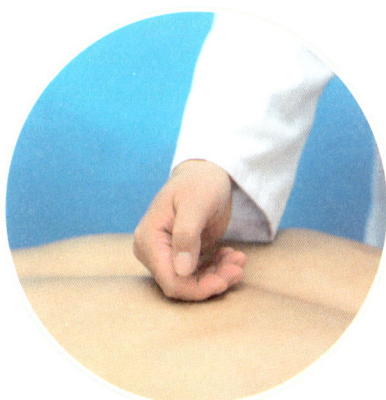

图 2-1-5　立㨰法

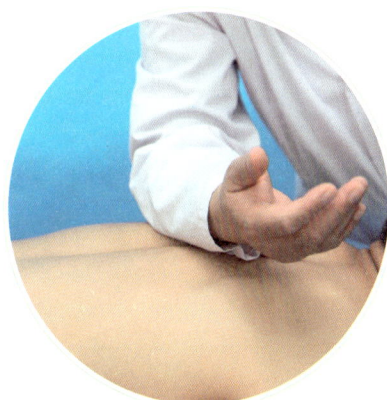

图 2-1-6　肘㨰法

a

b

图 2-1-7　掌指关节㨰法

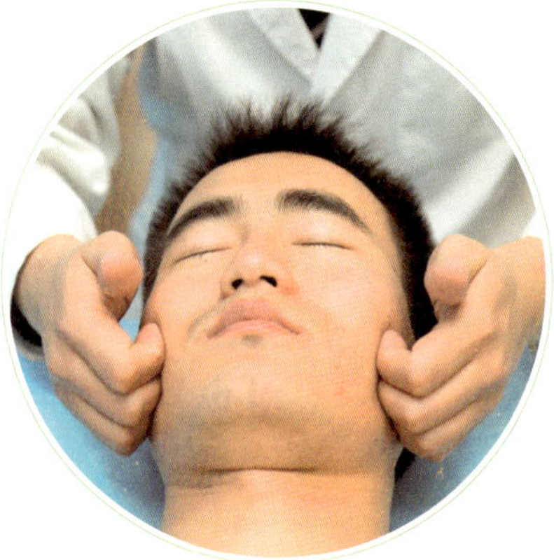

图 2-1-8　指揬法

（四）注意事项

（1）着力部位必须吸附于体表，不可离开或摩擦。

（2）滚动幅度约 90° 左右，即以近节指间关节为定点，向近节指骨和中节指骨方向各滚动 45°。

（3）压力要均匀，腕关节摆动灵活。

（五）临床应用

揬法类手法具有舒筋活血，解痉止痛，滑利关节等作用。

本类手法适用于头部、肩背、腰骶及四肢关节等处。其接触面积较小，刺激较强，但由于掌指关节的活动改变了揬法的施力角度，使揬法操作适用部位更加广泛。

二、一指禅推法

（一）定义

以手拇指指端或罗纹面着力于受术者一定部位或穴位上，上肢各关节部位放松，通过腕部的往返摆动，使所产生的功力轻重交替，通过拇指持续不断地作用于治疗部位上，称为一指禅推法。

（二）动作要领（见图 2-1-9）

（1）沉肩：肩部自然下沉，**肩关节放松**。

（2）垂肘：肘关节自然下垂，肘关节低于腕关节，**肘关节放松**。

（3）悬腕：**腕关节放松**，自然悬屈。

（4）掌虚：**半握拳**。

（5）指实：拇指**吸定**在治疗部位上。

（6）紧推慢移：紧推是摆动的**频率略快**，频率为大约每分钟 140 次；慢移是指从一个治疗部位到另一个治疗部位时要**慢慢移动**，切忌快速移动。

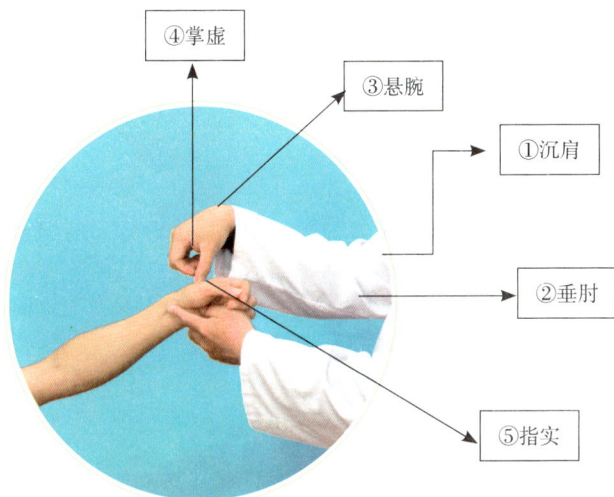

④掌虚
③悬腕
①沉肩
②垂肘
⑤指实

图 2-1-9　一指禅推法动作要领

（三）操作

○ 一指禅指端推法、一指禅罗纹面推法

（1）以手拇指指端或罗纹面着力于受术者体表一定部位或穴位上。

（2）拇指伸直，余指的掌指关节和指间关节自然屈曲，**沉肩、垂肘、悬腕**，腕关节放松。

（3）肘部为支点，**前臂作主动运动**，带动腕关节进行有节律地摆动，同时第一指间关节作屈伸活动，使所产生的功力通过指端或罗纹面轻重交替，持续不断地作用于治疗部位或穴位上（图2-1-10、图2-1-11）。

（4）手法频率每分钟 **120~160 次**。

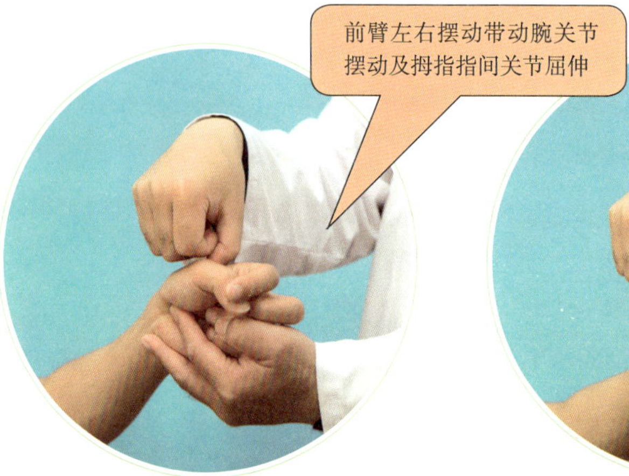

前臂左右摆动带动腕关节摆动及拇指指间关节屈伸

图 2-1-10　内摆 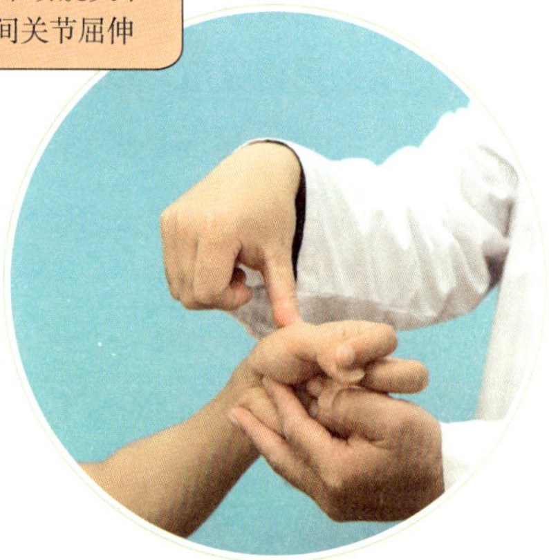　　　　　　　　**图** 2-1-11　外摆

🔵 衍化手法

一指禅推法除了指端推法和罗纹面推法外，还有一指禅偏峰推法（图2-1-12），以拇指偏峰部着力，拇指自然伸直并内收，余指掌指部伸直。腕关节微屈或自然伸直。其运动过程同一指禅推法，唯其腕部摆动幅度较小，有时仅为旋动。

以拇指指间关节背侧突起部着力，名为一指禅屈指推法，亦称跪推法（图2-1-13）。

一指禅推法频率加快到每分钟 200 次以上，称为缠法。

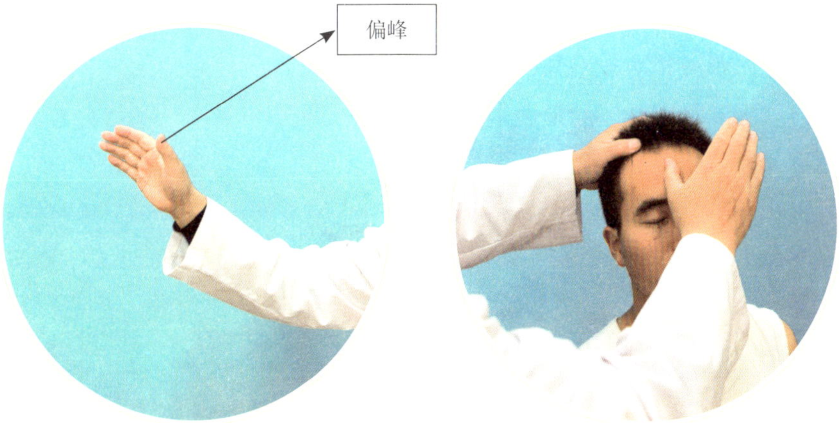

偏峰

a   b

图2-1-12　一指禅偏峰推法

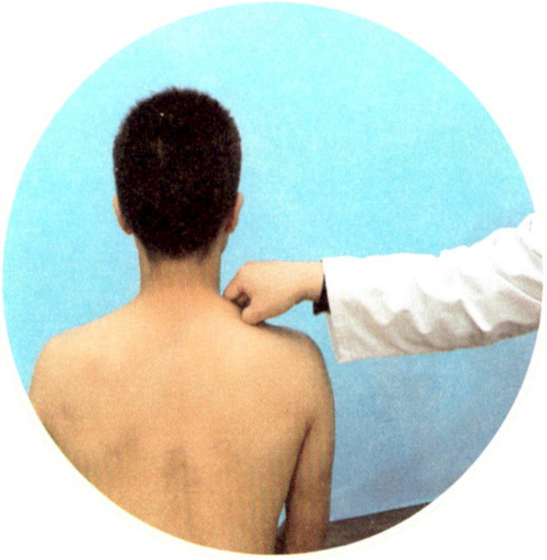

图2-1-13　一指禅屈指推法

（四）注意事项

（1）姿势端正，心神宁静。

（2）蓄力于掌，发力于指。

（五）临床应用

一指禅推法具有舒筋活络，行气活血，调和营卫，健脾和胃作用。

适用全身各部经络腧穴。以指端操作，其接触面较小，刺激相对较强；罗纹面操作刺激相对较平和，多用于躯干及四肢部的经络腧穴。一指禅偏峰推法，以其"少商劲"的轻快柔和，多用于颜面部。跪推法刚劲有力，一般多用于颈项及四肢关节部。

三、揉法

（一）定义

以手指、掌或肢体其他部位为吸定点，带动治疗部位作轻柔缓和的环旋转动，称为揉法。

（二）动作要领

（1）近端带远端，小幅度环旋。

（2）吸定治疗部位。

（3）幅度适中，不宜过大或过小。

（三）操作

🅿 **掌揉法**

（1）施术者用手大鱼际或掌根部**吸定治疗部位**，腕关节放松。以掌根部着力，称**掌根揉法**（图2-1-14）；手掌大鱼际部着力，称**大鱼际揉法**（图2-1-15）。

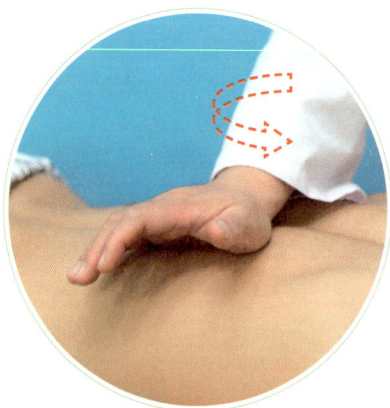

图 2-1-14　掌根揉法

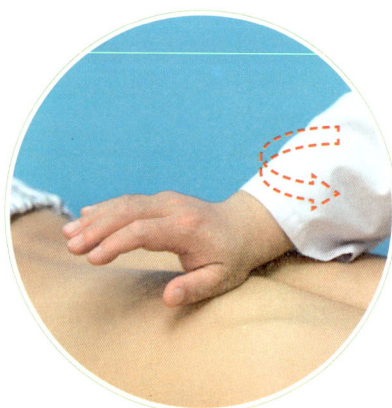

图 2-1-15　大鱼际揉法

（2）以前臂的主动运动，带动腕关节，同时大鱼际和掌根部带动治疗部位进行环旋转动。

（3）手法频率为每分钟 120~160 次。

掌揉法中，以手的全掌或小鱼际部为施术部位进行操作，前者称**全掌揉法**（图 2-1-16）；后者为**小鱼际揉法**（图 2-1-17）。全掌揉法的动作要领与掌根揉法基本相同，小鱼际揉法差异较大。小鱼际揉法的发力部位仍在前臂，以小鱼际部施术，唯其腕部不可放松，要伸直挺劲。

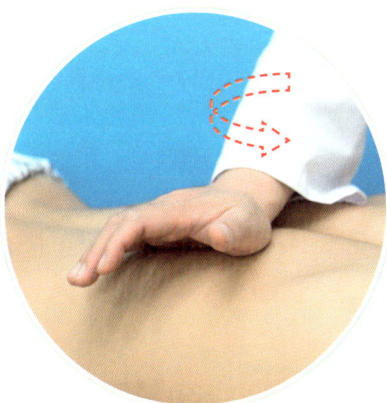

图 2-1-16　全掌揉法

图 2-1-17　小鱼际揉法

指揉法

用手拇指或中指指腹或食、中、无名指三指指腹吸定在某一穴位或部位上，带动皮下组织做轻柔的小幅度**环旋转动**，分别称为拇指揉法（图 2-1-18）、中指揉法（图 2-1-19）、并指揉法（图 2-1-20）。手法频率每分钟 120~160 次。

图 2-1-18　拇指揉法

图 2-1-19　中指揉法

图 2-1-20　并指揉法

拳揉法

（1）以拳顶或拳的食、中、无名和小指的近节指间关节背侧部着力。

（2）以肘关节为支点，前臂为主动力臂进行操作（图 2-1-21）。

图 2-1-21　拳揉法

臂揉法

（1）以前臂中段的内侧部或尺侧部着力。

（2）以肩关节为支点，上臂为主动力臂进行操作（图 2-1-22）。

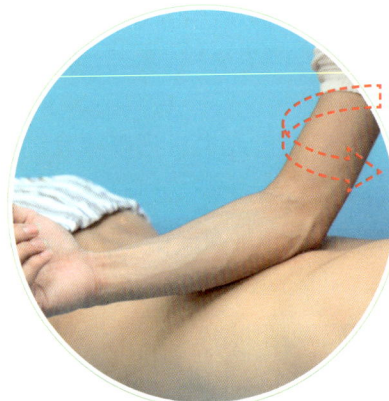

图 2-1-22　臂揉法

○ 肘揉法

（1）以肘部的尺骨上段背侧或肘尖的尺骨鹰嘴部为着力部位。

（2）以肩关节为支点，上臂为主动力臂进行操作（图2-1-23）。

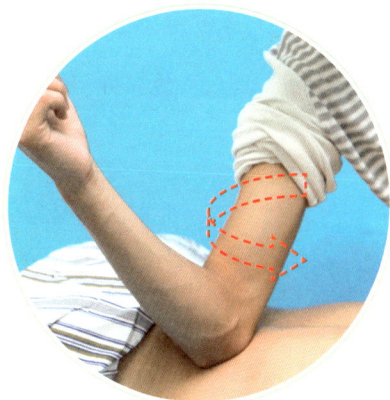

图 2-1-23　肘揉法

（四）注意事项

（1）压力适中，以受术者感到舒适为度。揉动时要带动治疗部位组织一起运动，动作灵活而有节律性。

（2）揉动频率通常每分钟 120~160 次，也可根据治疗部位及病情的不同有所增减。

（3）大鱼际揉法操作时腕部宜放松；指揉法则腕关节保持一定的紧张度；掌根揉法则腕关节略有背伸，松紧适度。

（4）不可在体表形成摩擦运动。

（五）临床应用

揉法作用力**轻柔缓和而深透**，通过揉动形成的内摩擦，可在组织深层产生温热作用，具有疏通经络，行气活血，健脾和胃，消肿止痛等作用。

揉法**适用于全身各部位操作**，是推拿临床常用手法之一。指揉法接触面小，力弱，适于头面部腧穴；大鱼际揉法因其腕部的旋转，使大鱼际部产生揉压动作，适用于腹部、面部、颈项部及四肢部；掌根揉法面积较大，力沉稳适中，多用于背、腰、臀、躯干部。拳揉法，力较刚猛，多用于背部；前臂揉法，其力可刚可柔，多用于背腰、四肢及胸腹部；肘揉法力最重，多用于背、腰、臀及股后部。

第二节　摩擦类手法

以手掌、手指或肘部贴实体表，作直线或环旋移动的方法，称摩擦类手法。本类手法包括摩法、擦法、推法、搓法、抹法等。

一、摩法

（一）定义

用手指或手掌在体表做环形移动，称为摩法。分为指摩法和掌摩法两种。

（二）动作要领

（1）上肢及腕掌放松。

（2）以臂带腕，环旋运动。

（3）动作和缓协调。

（4）用力宜轻，速度宜缓。

（5）指摩腕紧，掌摩腕松。

（三）操作

指摩法

（1）施术者指掌部自然伸直，食指、中指、无名指和小指并拢，腕关节略屈。

（2）以食指、中指、无名指及小指指面**贴实**治疗部位。

（3）以肘关节为支点，前臂做主动运动，通过腕、掌使手指指腹在治疗部位**环形移动**（图2-2-1）。

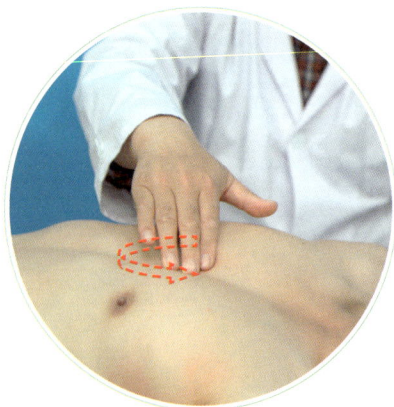

图2-2-1　指摩法

掌摩法

（1）施术者手掌自然伸直，腕关节略背伸，将手掌平覆于治疗部位上。

（2）以肘关节为支点，前臂做主动运动，通过腕使手掌面在治疗部位**环形移动**（图2-2-2）。

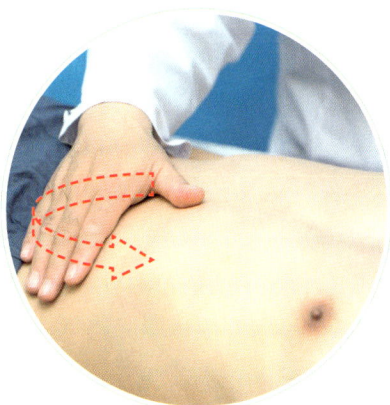

图2-2-2　掌摩法

（四）注意事项

（1）腕关节在指摩法操作时保持适当的紧张度，在掌摩法要放松。

（2）摩动的压力，速度要均匀。

（3）根据病情的虚实来决定手法的摩动方向，一般轻摩缓摩为补，重摩急摩为泻。现代应用时，常以摩动部位的解剖结构及病理状况来决定摩动方向。

（五）临床应用

摩法是最古老的推拿手法，消郁散结的作用较好，具有和中理气，活血散结，消积导滞的作用。摩法刺激轻柔和缓，适用全身各部，以胸腹、胁肋等部位常用。

二、擦法

（一）定义

用手指或手掌贴附于治疗部位，做快速的直线往返运动，使之摩擦生热，称为擦法。分为指擦法和掌擦法两种。

（二）动作要领

（1）紧贴体表，压力适中。

（2）直线往返操作。

（3）往返距离长，动作连续不断。

（4）速度均匀快速，保护皮肤。

（三）操作

指擦法

（1）施术者指掌部伸直，腕关节平伸，以食、中、无名指和小指指面**贴附于治疗部位**。

（2）**以肘关节为支点，前臂为动力**，通过腕、掌使指面进行均匀的前后往返移动（图2-2-3），以透热为度。

（3）操作频率100~120次/分。

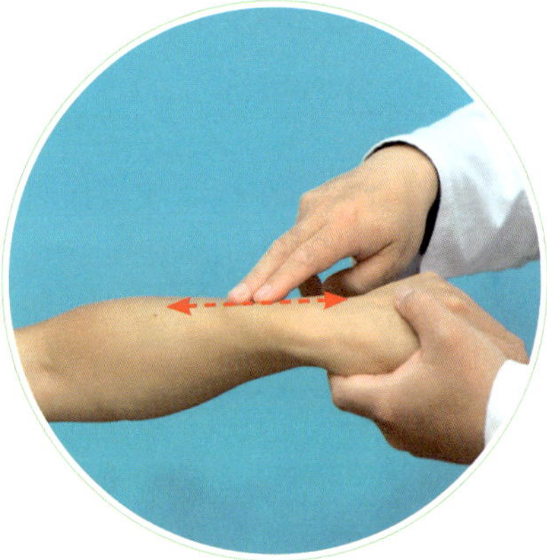

图2-2-3　指擦法

掌擦法

（1）施术者以手掌的掌面或大鱼际、小鱼际**贴附于**施术部位。

（2）腕关节伸直，以肩关节为支点，上臂主动运动，通过肘、前臂和腕关节使手掌面或大、小鱼际做**前后方向的连续移动**，以**透热为度**。

（3）操作频率100~120次/分。

根据施术部位不同可分为全掌擦法（图 2-2-4）、大鱼际擦法（图 2-2-5）和小鱼际擦法（图 2-2-6）。

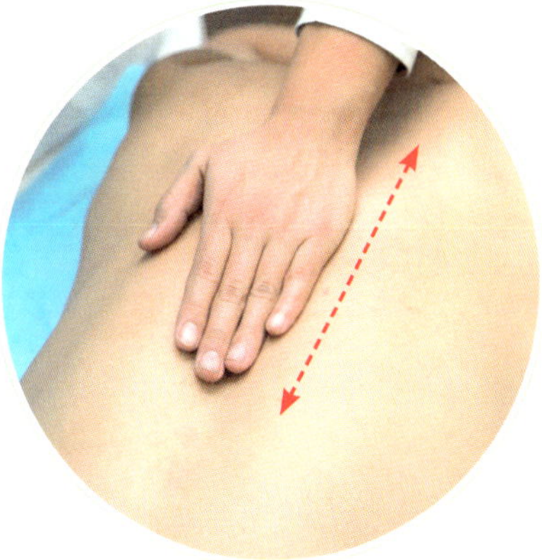

图 2-2-4　全掌擦法

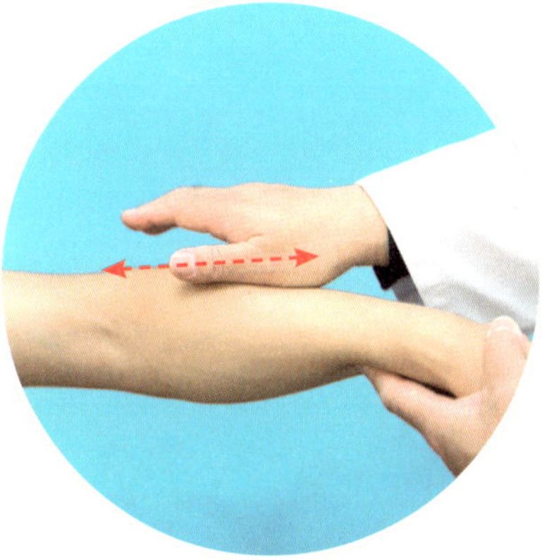

图 2-2-5　大鱼际擦法

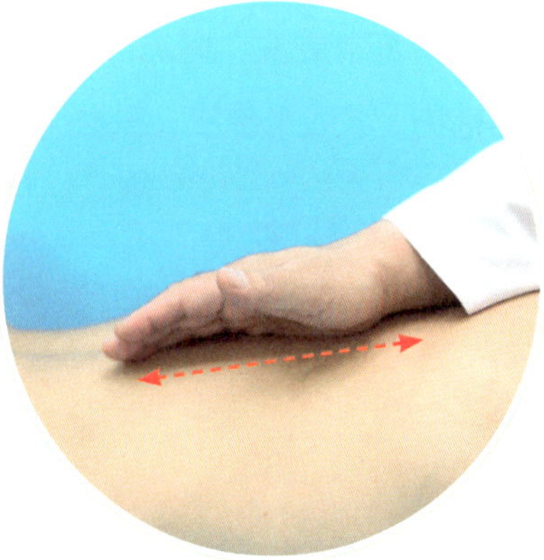

图 2-2-6　小鱼际擦法

（四）注意事项

（1）施术部位紧贴体表、压力适度，须直线往返运行。

（2）擦法操作以透热为度。

（3）不可擦破皮肤，为保护皮肤，常结合使用冬青膏、红花油等介质进行操作。

（4）呼吸自然，不可屏息操作。

（五）临床应用

擦法具有温经通络，行气活血，消肿止痛，健脾和胃等作用。常用于瘀血凝结、内脏虚损及气血功能失常的病症，治疗一切寒证。

擦法适用部位广泛。指擦法擦动的距离短，故擦动的范围较小，多用于颈项部；掌擦法擦动的范围大，多用于胸胁及腹部；小鱼际擦法多用于肩背腰臀及下肢部；大鱼际擦法在胸腹、腰背、四肢均可应用。

三、推法

（一）定义

以手指、掌或拳、肘等部位贴实于施术部位上，**做单方向直线移动**的方法，称推法，又名平推法。根据操作部位不同又分指推法、掌推法和肘推法。

（二）动作要领

（1）紧贴治疗部位，压力适中。
（2）单向顺行，速度宜缓。
（3）距离不宜过长。

（三）操作

◎ 指推法

（1）施术者以手拇指**指端或指腹贴实于治疗部位或穴位**上，余四指置于对侧或相应的位置以固定助力，腕关节略屈并偏向尺侧。

（2）拇指及腕臂部主动施力，向拇指端方向呈**短距离单向直线均匀缓慢推进**（图 2-2-7）。

指推法操作亦可四指并拢，以食指、中指和无名指指腹**贴实于治疗部位或穴位上，呈短距离单向直线均匀缓慢推进**，称为三指推法或并指推法（图2-2-8）。

图 2-2-7　拇指推法

图 2-2-8　并指推法

掌推法

（1）施术者以掌根部贴实施术部位，腕关节背伸，肘关节伸直。

（2）以肩关节为支点，上臂部主动施力，通过前臂、腕关节，使掌根部向前做单向直线均匀缓慢推进（图 2-2-9）。

图 2-2-9　掌推法

肘推法

（1）肘关节屈曲，以肘关节的尺骨鹰嘴部贴实施术部位。

（2）以肩关节为支点，上臂施力，使肘关节尺骨鹰嘴部做单方向直线均匀缓慢推进（图 2-2-10）。

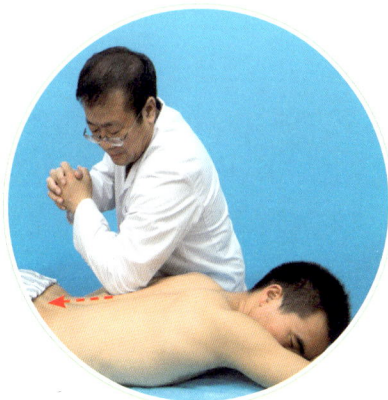

图 2-2-10　肘推法

推法中，亦常用拳的食指、中指、无名指和小指的近侧指间关节背侧为着力面进行操作，称为拳推法（图 2-2-11）。

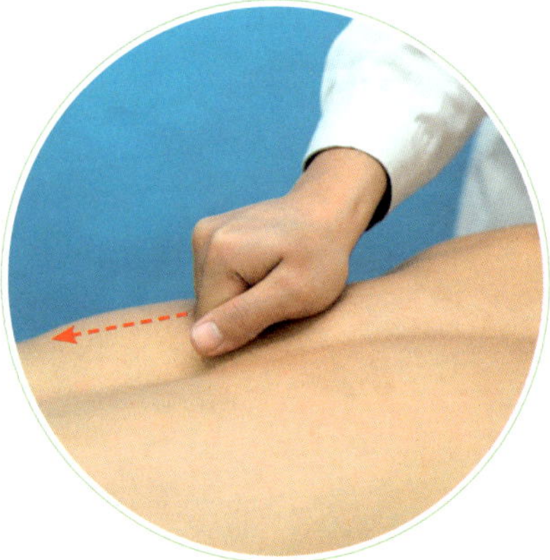

图 2-2-11　拳推法

（四）注意事项

（1）施术部位紧贴体表，推进的速度宜缓慢均匀，压力平稳适中，单方向直线推进。

（2）用力不可过猛过快，防止推破皮肤。

（3）为保护肌肤，直接接触肌肤操作时，可配合使用冬青膏、滑石粉等介质。

（五）临床应用

推法具有通经活络，舒筋止痛，荡涤积滞的作用。

推法的作用较强，可适用全身各部。指推法接触面小，推动距离短，施力柔中含刚，易于查找和治疗小的病灶，故常用于面部、项部、手部和足部；掌推法接触面大，推动距离长，力量柔和而沉实，多用于背腰、胸腹部及四肢部。拳推法和肘推法，因施力刚猛，故一般只用于背部脊柱两侧及股后侧。

四、搓法

（一）定义

用双手掌面夹住肢体，做交替或往返搓动，称为搓法。以双手夹搓，形如搓绳，故名搓法。

（二）动作要领

（1）双手用力对称。

（2）搓动要快，移动要慢。

（三）操作

（1）**受术者肢体放松**。

（2）施术者以**双手掌面夹住施术部位**。

（3）以肘关节和肩关节为支点，前臂与上臂部主动施力，做**相反方向的较快速往返搓动**，并同时由肢体的近心端移向远心端（图 2-2-12、图 2-2-13）。

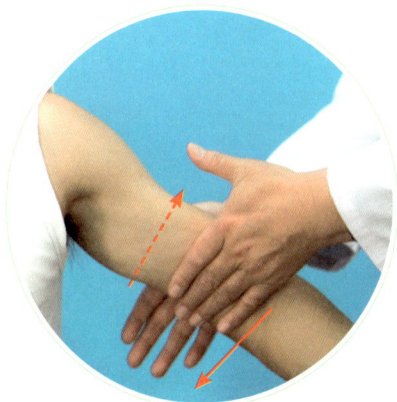

图 2-2-12　搓上肢　　　　　　　　图 2-2-13　搓下肢

（四）注意事项

（1）操作时动作协调、连贯。搓动时手掌面在治疗部位体表有小幅度位移，受术者有较强的疏松感。

（2）搓动的速度宜快，移动速度宜缓慢。

（3）施力不可过重。

（五）临床应用

搓法具有疏松肌筋，调和气血作用。

搓法常用于四肢和胸胁部，尤以上肢部常用，常作为推拿操作的结束手法使用。

五、抹法

（一）定义

用拇指罗纹面或手掌在施术部位做上下左右直线或弧形曲线往返移动，称为抹法。可分为指抹法与掌抹法两种。

（二）动作要领

（1）紧贴治疗部位，不宜带动深部组织。

（2）用力均匀适中，动作和缓灵活。

（3）指抹以手拇指近端带动远端操作。

（4）两手对称，宜缓不宜急。

（三）操作

⊙ 指抹法

（1）施术者以单手或双手拇指罗纹面置于受术者一定部位上，余指置于相应的位置以固定助力。

（2）以**腕关节为支点**，拇指的**掌指关节主动运动**，拇指罗纹面在施术部位作上下左右直线或弧形曲线往返的移动（图2-2-14）。

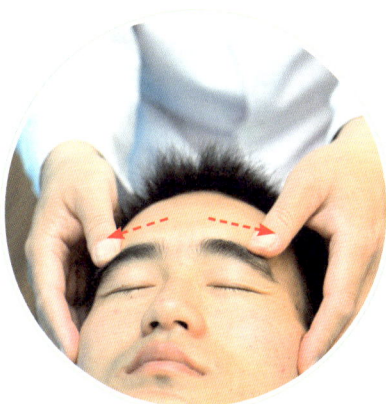

掌抹法

（1）以单手或双手掌面置于施术部位上。

（2）以肘及肩关节为双重支点，前臂与上臂部协调用力，腕关节适度放松，做上下左右直线或弧形曲线往返的移动（图2-2-15）。

图2-2-14　指抹法

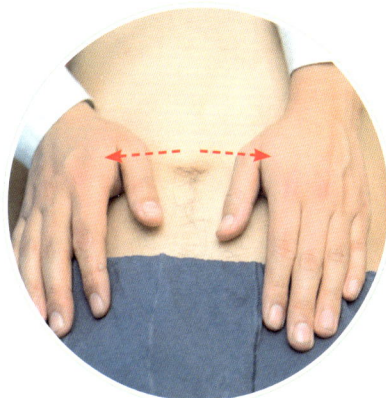

图2-2-15　掌抹法

（四）注意事项

（1）操作时施术部位贴紧治疗部位皮肤，用力均匀适中，动作和缓灵活。

（2）抹法和推法的动作相似。推法是单方向直线移动；抹法可作任意往返移动。

（3）通常抹法比推法着力重。

（五）临床应用

抹法具有醒脑开窍，明目安神的作用。

指抹法活动范围小，多用于头面、颈项部；掌抹法抹动的范围较大，一般多用于背腰部。抹法属易学难精之法，需长期深入体会才能掌握。临床擅用者一般多取其镇静安神的作用之长。

第三节 挤压类手法

以手指、手掌或肢体其他部位按压或对称性挤压受术者体表一定的穴位及部位，使之产生压迫或挤压感觉的一类手法，称为挤压类手法。包括按法、点法、拿法、捏法、捻法、拨法等。

一、按法

（一）定义

以手指、手掌着力于一定穴位或部位，逐渐用力，按而留之的一种手法，称按法。有指按法、掌按法2种。

（二）动作要领

（1）由轻渐重，稳而持续。
（2）垂直下压，缓慢节律。
（3）固定不移，勿施暴力。

（三）操作

指按法

（1）以**拇指螺纹面**放置于施术部位，其余四指张开放在合适的位置上以固定或者是助力。

（2）腕关节屈曲，悬空，以腕关节作为支点，掌指部主动发力，做与施术部位相**垂直的按压**。

（3）达到适当的力量后，**停顿片刻**，之后慢慢地松力，再重复以上动作（图2-3-1）。

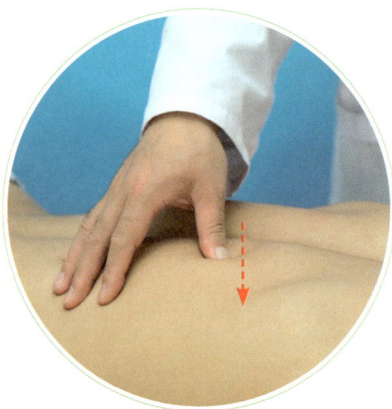

图2-3-1 指按法

掌按法

（1）施术者沉肩、垂肘，肘关节微屈，腕关节背伸，手指伸直，以手掌（单掌或者双手重叠）为着力部位。

（2）以肩关节为支点，施术者挺直身体，利用上半身的重量，垂直向下施力，达到适当的力量时，停顿片刻，慢慢地松力，然后重复按压（图2-3-2、图2-3-3）。

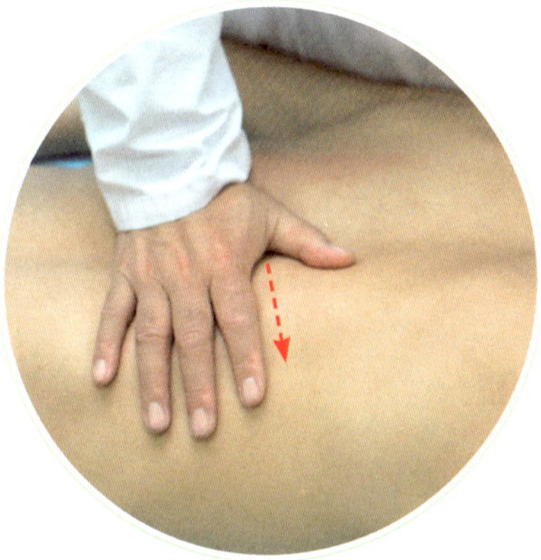

图2-3-2　单掌按法

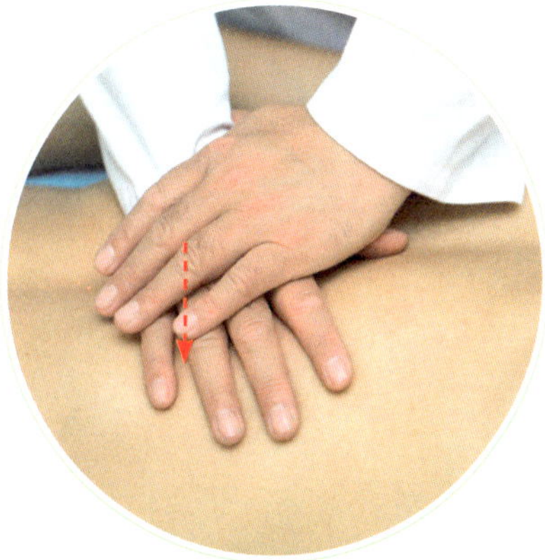

图2-3-3　叠掌按法

（四）注意事项

（1）操作时，先轻渐重，缓缓向下用力。按而留之后，再由重而轻至起始位置，反复操作数次。

（2）操作时着力部位紧贴体表，不可移动。

（3）前臂静止发力，用力沉稳着实，不可用暴力猛然按压。

（4）按压的方向与治疗部位垂直。

（5）操作中应根据具体情况决定施力大小和操作时间。

（五）临床应用

按法具有放松肌肉，开通闭塞，活血止痛，理筋整复的作用。

本法是临床最常用的手法之一，其刺激力较强，适用于全身各部位。指按法施术面积小，适用于全身各部经络穴位；掌按法适用于面积大而又较为平坦的部位，常用于腰背和腹部。

按法在临床上常与揉法结合应用，组成"按揉"复合手法应用。

二、点法

（一）定义

以拇指指端或指间关节突起部着力于一定的部位或穴位上，按而压之，戳而点之，谓之点法。根据操作部位不同，又分为拇指点法、屈指点法和肘点法3种。

（二）动作要领

（1）由轻渐重，稳而持续。

（2）垂直下压，缓慢节律。

（3）固定不移，勿施暴力。

（三）操作

拇指点法

（1）拇指伸直，其余四指握拳，拇指紧贴于食指中节。

（2）用**拇指指端着力**于施术部位，拇指和前臂同时用力，垂直于体表。

（3）达到一定的力量后，**持续片刻**，然后慢慢地松力，再重复点压（图2-3-4）。

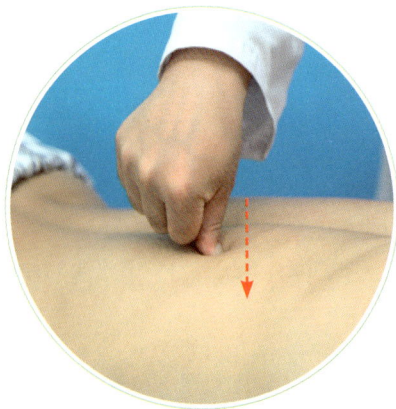

图2-3-4　拇指点法

屈拇指点法

（1）手掌握拳，拇指指间关节屈曲，拇指端抵在食指中节桡侧缘。

（2）利用**指间关节突起部分着力**于施术部位或穴位上。

（3）前臂与拇指主动发力，**逐渐用力**，持续点压到一定程度。

（4）停顿片刻，慢慢地松力，然后重复点压（图2-3-5）。

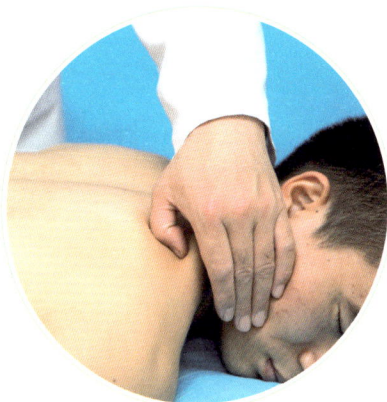

图 2-3-5 屈拇指点法

屈食指点法

（1）示指第一指间关节屈曲。

（2）手指相握成实拳，拇指末节尺侧缘要紧压在食指指甲部以固定和助力。

（3）利用指间关节突起部分**着力于**施术部位或穴位上。

（4）前臂与拇指主动发力，**逐渐用力**，持续点压到一定程度。

（5）停顿片刻，慢慢地松力，然后重复点压（图2-3-6）。

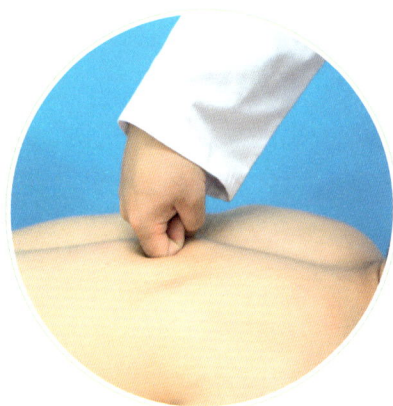

图 2-3-6 屈食指点法

肘点法

（1）屈肘，以**肘部突起部**（尺骨鹰嘴）着力于施术部位。

（2）以**肩关节为支点**，施术者上半身挺直，利用身体上半部分的重量用力向下进行**持续点压**。

（3）达到一定力量后，停顿片刻，慢慢地松力，然后重复点压（图2-3-7）。

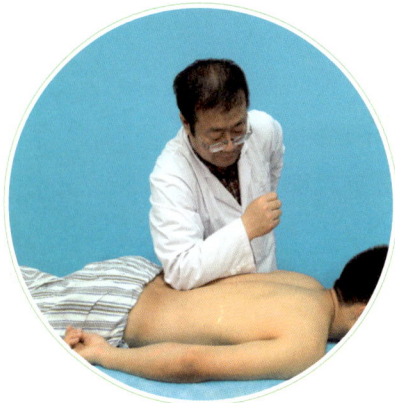

图 2-3-7　肘点法

（四）注意事项

（1）取穴要准。

（2）操作时，分别以各个着力部位为支撑，先轻渐重，由浅而深缓缓向下用力，维持一定时间后，再由重而轻至起始位置。

（3）用力稳而持续，切忌暴力戳按，方向宜与治疗部位相垂直，着力要固定，不得滑移。

（4）本法刺激力较强，不宜长时间使用，要根据受术者体质、病情和耐受性，酌情选用，并随时观察受术者反应，以免发生意外。

（5）点后要加揉法，使集聚的气血消散开。

（五）临床应用

点法具有开通闭塞，活血止痛的作用。

本法适用于全身各部位。因其作用面积小，刺激较强，常用于腧穴及肌肉较薄的骨缝处。临床本法常与揉法结合，组成点揉复合手法应用。

三、拿法

（一）定义

用拇指与其他四指指面对称用力，相对挤压一定的穴位或部位，提起揉捏的方法，称为拿法。

（二）动作要领

（1）手握空拳，指腹紧贴治疗部位。

（2）动作连贯有序。

（3）施力循序渐进。

（三）操作

🌀 **三指拿法**

（1）以**拇指罗纹面与示、中指指面相对用力，捏住施术部位肌肤。**

（2）**前臂用力上提**，指掌部主动施力，逐渐将捏住的肌肤收紧，将施术部位肌肉连同皮肤皮下组织一起向上提起，再逐渐放开，进行一松一紧、轻重交替、连续不断的操作（图 2-3-8）。

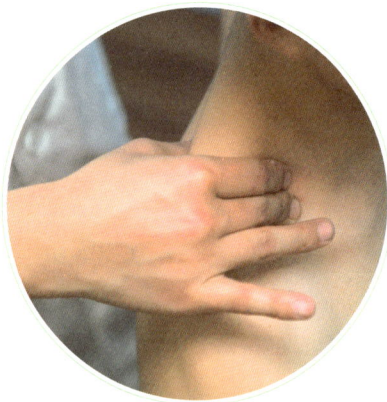

图 2-3-8　三指拿法

🌀 **四指拿法**

（1）以**拇指罗纹面与示、中、无名指三指指面相对用力**，捏住施术部位肌肤。

（2）**前臂用力上提**，指掌部主动施力，逐渐将捏住的肌肤收紧，将施术部位肌肉连同皮肤皮下组织一起向上提起，再逐渐放开，进行一松一紧、轻重交替、连续不断的操作（图2-3-9）。

图2-3-9　四指拿法

五指拿法

（1）**拇指罗纹面与其余四指相对用力**，捏住施术部位肌肤。

（2）**前臂用力上提**，指掌部主动施力，逐渐将捏住的肌肤收紧，将施术部位肌肉连同皮肤皮下组织一起向上提起，再逐渐放开，进行一松一紧、轻重交替、连续不断的操作（图2-3-10）。

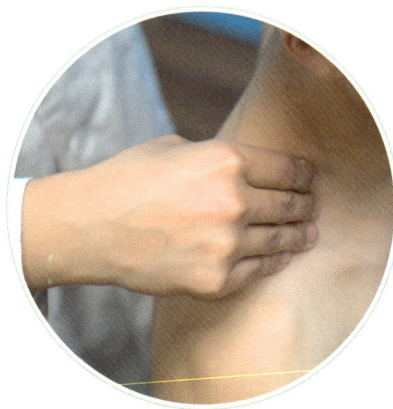

图2-3-10　五指拿法

（四）注意事项

（1）操作时，以拇指与其余手指的罗纹面着力，忌用指端。

（2）动作连绵不断，缓和而有连贯性。

（3）拿取部位或穴位宜准确，用力由轻而重再由重而轻。

（4）用力的大小根据辨证施治的原则，因人、因病而定，并随时观察受术者对手法的反应，以防意外。

（五）临床应用

拿法具有祛风散寒，开窍止痛，舒筋通络的作用。

本法常用于颈项（拿揉颈项，图 2-3-11）、肩部（拿肩井，图 2-3-12）和四肢（拿揉四肢，图 2-3-13）等部位。拿法刺激量较强，临床应用中常作为治疗的重点手法，多与揉法结合使用，组成拿揉的复合手法（见本章第七节复合手法部分）。

在头顶部，亦可进行拿五经（图 2-3-14）操作。拿五经是五指腹分别对应督脉、太阳经、少阳经，自前额发际处边拿边向头顶部滑移。

图 2-3-11　拿揉颈项

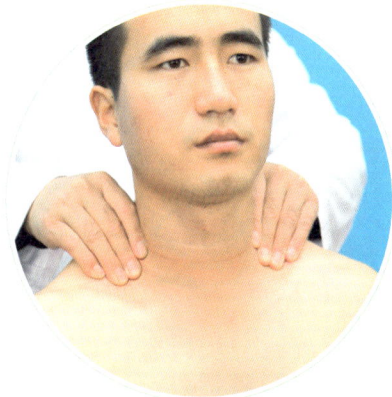

图 2-3-12　拿肩井

图 2-3-13　拿揉四肢

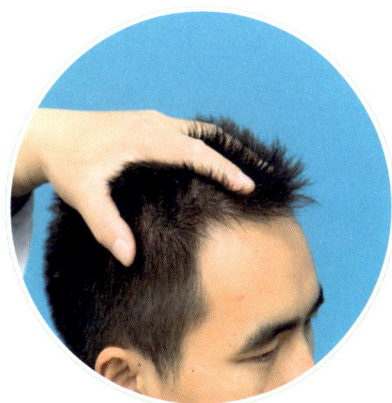

图 2-3-14　拿五经

四、捏法

（一）定义

用拇指与其余四指对称性用力，相对挤压一定部位的方法，称为捏法。有三指捏和五指捏两种。

（二）动作要领

（1）拇指与其余四指相对用力。

（2）动作连贯协调。

（3）用力均匀柔和，松紧适度。

（三）操作

三指捏法

（1）施术者肩、肘关节放松，腕关节略背伸。

（2）施术者用**拇指与食、中两指相对用力**挤压受术者治疗部位。

（3）随即放松，重复以上动作（图 2-3-15）。

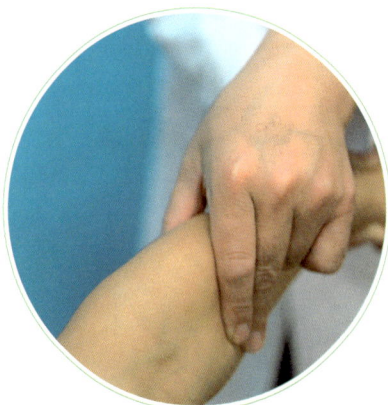

图 2-3-15　三指捏法

五指捏法

（1）施术者肩、肘关节放松，腕关节略背伸。

（2）施术者用**拇指与其余四指相对用力**挤压受术者治疗部位。

（3）随即放松，重复以上动作（图 2-3-16）。

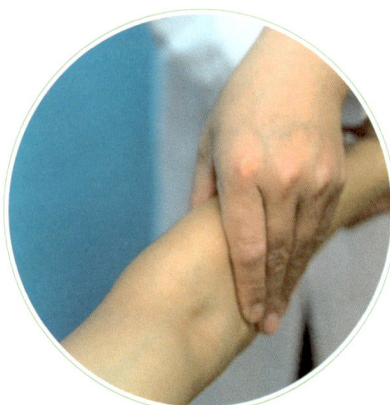

图 2-3-16　五指捏法

（四）注意事项

（1）施力时以拇指与其余手指指面着力，力量对称。

（2）用力均匀柔和，连续不断，不可生硬死板。

（3）操作时，移动要缓慢，循序而下，均匀而有节律，不可断断续续，更不能跳跃、停顿或斜行。

（五）临床应用

捏法具有疏通经络，行气活血的作用。

本法是较为柔和的一种手法，主要用于颈、肩、四肢部以及腰胁部。捏法常与拿法同时使用，组成拿捏的复合手法。

临床上经常在腰背部脊柱处做捏法操作，称为**捏脊疗法**，用拇指与其他手指的指面或指节相对用力，将施术部位的肌肤连同皮下组织捏起，沿脊背部督脉、膀胱经第一侧线作快速的捏拿捻动，如此反复进行，循序移动（图2-3-17）。捏脊疗法具有健脾益胃作用。

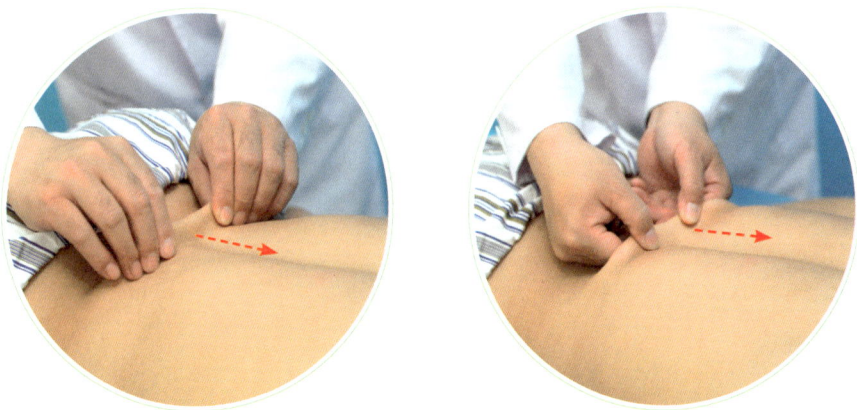

图 2-3-17　捏脊疗法

五、捻法

（一）定义

用拇、食指罗纹面相对挤压治疗部位，对称用力状如捻线样快速捻搓的方法，称捻法。

（二）动作要领

（1）捻法通常在拉伸的基础上操作。

（2）捻动要快，移动要慢。

（3）动作连贯协调。

（三）操作

（1）施术者肩关节放松，肘关节屈曲，腕关节微背伸。

（2）**以拇、食指的罗纹面相对挤压**受术者治疗部位，对称地搓揉捻动，上下往还。

（3）操作时，一般夹持小关节根部，**相对用力来回快速搓揉**，同时边捻转边向远端移动（图2-3-18）。

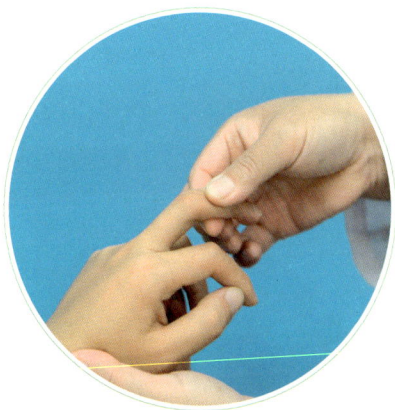

图2-3-18 捻法

（四）注意事项

（1）捻法操作时，宜固定治疗部位的近端，多配合牵拉力向远端捻动。

（2）操作时动作灵活快速而有节律，用劲均匀和缓，不可呆滞。

（五）临床应用

捻法具有理筋通络，滑利关节的作用。

本法多用于指、趾部小关节及耳部，其特点为轻柔和缓，操作灵活。

六、拨法

（一）定义

用指端、掌根或肘尖着力，深按于治疗部位，进行单向或往返的推动，称为拨法，亦称拨络法。

（二）动作要领

（1）先按后拨，力量由轻渐重。

（2）垂直肌腱、肌腹、条索。

（3）上肢带动着力部位。

（三）操作

○ 指拨法

（1）施术者用**拇指端着力**，其他四指附着于治疗部位。

（2）先将着力的指端深按于治疗部位的肌筋缝隙间或肌筋的起止点，**待有酸胀感时**，再做与肌纤维或肌腱、韧带、经络**垂直方向**的单向或来回拨动（图 2-3-19）。

（3）如单手指力不足，亦可以双拇指重叠操作（图 2-3-20）。

图 2-3-19　指拨法

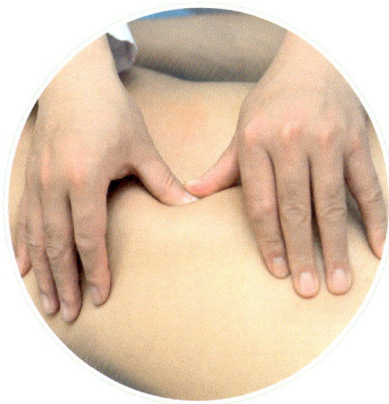

图 2-3-20　拇指重叠拨法

其他拨法

拨法亦可用食、中两指或掌根、肘尖等部位着力操作（图 2-3-21、图 2-3-22、图 2-3-23）。

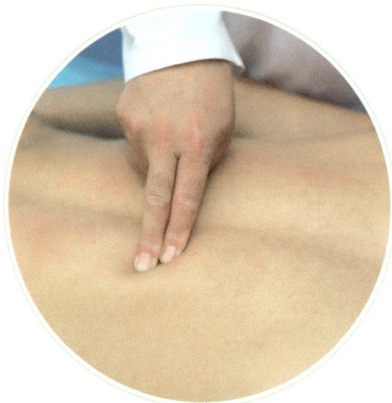

图 2-3-21　食中指拨法

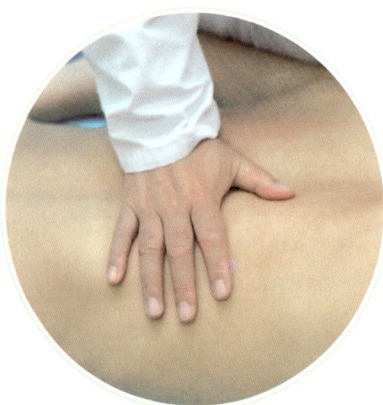

图 2-3-22　掌根拨法

图 2-3-23　肘拨法

（四）注意事项

（1）操作时，手法深沉有力，带动深层组织一起移动。

（2）先轻后重，弹而拨之，似弹拨琴弦状。

（3）临床应注意掌握"以痛为输，不痛用力"的原则，以受术者耐受为度。

（五）临床应用

拨法具有松解粘连、解痉止痛的作用。

拨法刺激量大，适用于全身肌筋丰厚处。

第四节　叩击类手法

用手掌、拳背、手指、手掌侧面或借助桑枝棒击打受术者体表，称叩击类手法。叩击类手法包括拍法、击法、弹法。

一、拍法

（一）定义

用虚掌拍打受术者体表的方法，称拍法。

（二）动作要领

（1）肘关节自由屈曲，腕关节自由摆动，虚掌操作。

（2）动作平稳，垂直拍击。

（三）操作

（1）施术者五指并拢，掌指关节微屈，掌心空虚，称为**虚掌**（图 2-4-1）。

（2）**前臂主动运动，带动腕关节自由屈伸**，指先落，腕后落；腕先抬，指后抬，以虚掌有节律的拍打体表（图 2-4-2）。

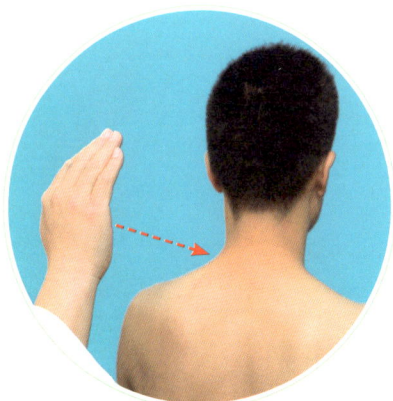

图 2-4-1　虚掌

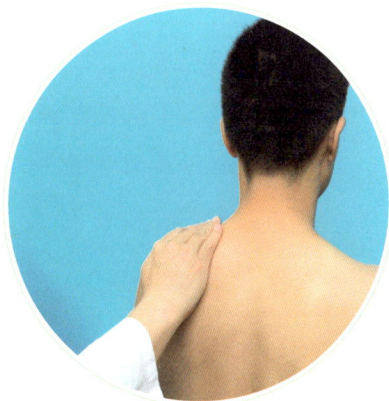

图 2-4-2　拍法

（3）可单手操作，也可双手操作。

（四）注意事项

（1）应虚掌拍打受术者体表，以免产生疼痛。

（2）腕、肘关节要自由屈伸。

（3）在背部施用拍法时应嘱受术者坐位，施术者单手施术。在腰骶部操作时，施术者应双手交替施术，且尽量拍打在腰骶部正中。

（4）以放松为目的的拍法操作时应在施术部位广泛施术。

（五）临床应用

拍法具有振击脏腑，行气活血，舒筋止痛的作用。

本法主要作用于背部、腰骶部、四肢，施术时受术者有较强的振击感。

二、击法

（一）定义

用拳背、掌根、掌侧小鱼际、指端或桑枝棒击打体表的方法，称击法。

（二）动作要领

（1）腕关节保持紧张，前臂发力，带动治疗部位。

（2）操作时，要有弹性，触及治疗部位迅速回弹。

（3）力量适中，具有节律性。

（三）操作

🌣 拳击法

（1）**握拳**，腕关节保持一定的紧张度。

（2）**以肘关节为支点，前臂主动运动**，施术者以拳背、拳心、拳底（图2-4-3）有**弹性**地击打受术者的体表。

拳背

拳心

拳面（拳顶）

拳底

图 2-4-3　拳

按照操作部位不同可分为拳背击法（图2-4-4）、拳心击法（图2-4-5）、拳底击法（捶法，图2-4-6）。

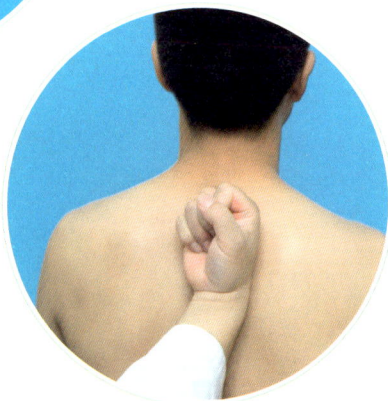

图 2-4-4　拳背击法

图 2-4-5　拳心击法

图 2-4-6　捶法

掌击法

掌根击法：施术者手指微屈，腕略背伸，**以掌根着力**，肘关节为支点，前臂主动运动，有弹性、有节律地击打受术者体表（图 2-4-7）。

侧击法：施术者五指伸直分开，腕关节伸直，以**手的尺侧**（包括第 5 指和小鱼际）**着力**，肘关节为支点，前臂主动运动，双手交替有弹性、有节律地击打受术者体表（图 2-4-8）。也可两手相合，同时击打施治部位，称为合什击法（图 2-4-9）。

图 2-4-7 掌根击法

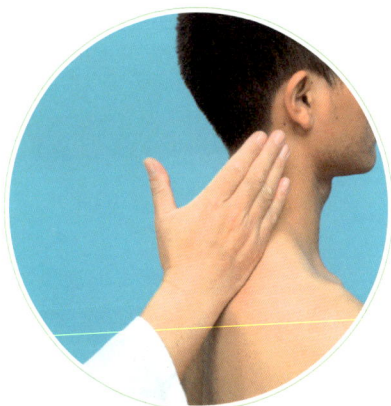

图 2-4-8 侧击法

图 2-4-9 合什击法

指击法

指尖击法：施术者两手五指屈曲，**以指尖着力**，有弹性、有节律地击打受术者头部（图 2-4-10）。

　　操作合什击法时，双手无名指和小指掌指关节屈曲，以中指尺侧着力，有弹性、有节律地击打受术者体表，也属于指击法操作（图2-4-11）。

　　撒法：双手五指伸开，以小指末端指节尺侧为施力面，以肘关节为支点，前臂主动运动，有弹性、有节奏的击打受术者体表，主要在巅顶部操作，受术者可听到"唰唰"声响（图2-4-12）。

　　啄法：手指自然屈曲，五指端靠拢，腕部自然屈伸，带动指端着力于治疗部位进行啄击的手法（图2-4-13）。

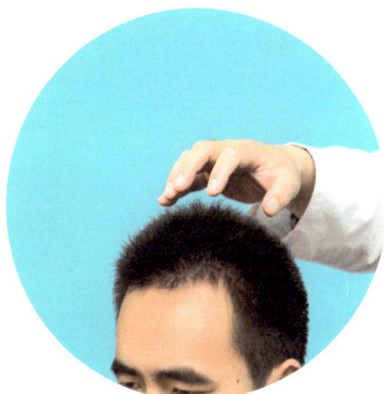

图2-4-10　指尖击法

图2-4-11　中指尺侧击法

图2-4-12　撒法

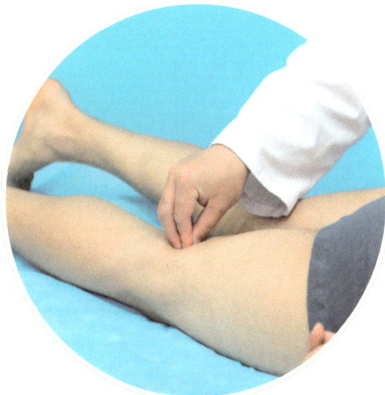

图2-4-13　啄法

棒击法

施术者手握拍打棒（多选用桑枝棒）的手柄，有弹性、有节律地击打受术者的腰背部及下肢的后侧（图 2-4-14）。

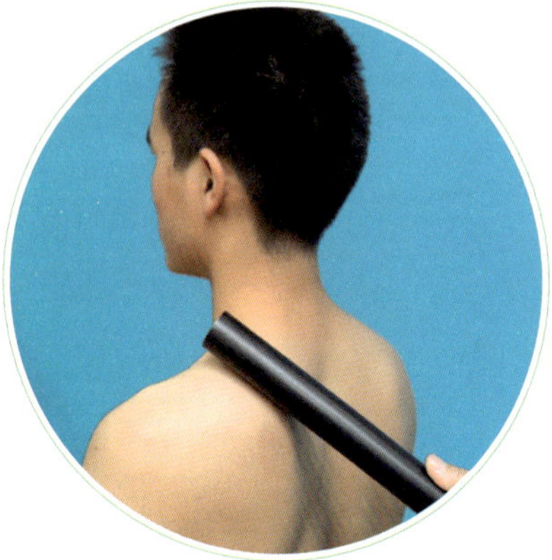

图 2-4-14　棒击法

（四）注意事项

（1）无论哪种击法，腕关节都应保持一定的紧张度，并以肘关节的屈伸带动腕关节自由摆动，如此才能做到有弹性地击打。

（2）操作时应有一定节律，使受术者感到轻松舒适。

（3）若用两手做指尖击法，建议两手同时击打头顶的两侧；交替击打时只用于巅顶部。

（4）应因人、因部位选择击法的种类，同时也应该注意保护皮肤。

（五）临床应用

击法具有舒筋通络，行气活血的作用。施术时受术者有振动、舒适感。

掌根击法主要用于腰骶部、下肢；侧击法主要用于颈肩部、四肢部；指尖击法主要用于头部；拳击法用于背部、腰骶、下肢；棒击法用于腰背部及下肢的后侧。

三、弹法

（一）定义

用一手指的指腹紧压住另一手的指甲，用力弹出，连续弹击治疗部位，称为弹法。

（二）动作要领

（1）动作要有弹性、有节律。

（2）动作要轻快、柔和。

（三）操作

拇指指腹按压住其余手指指甲，然后将食指、中指、无名指、小指依次快速的弹出，有弹性地击打受术者体表，一般是在头部操作（图 2-4-15a）。亦可以**食指叠放于中指背侧**，然后将食指弹回，有弹性的击打受术者体表（图 2-4-15b）。

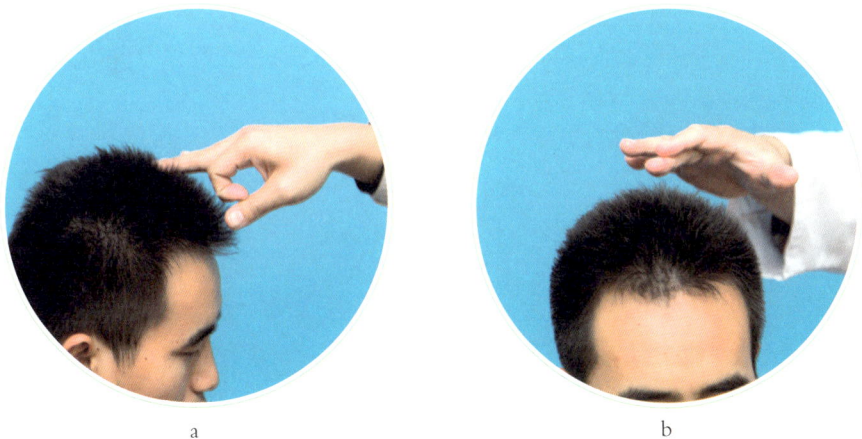

a   b

图 2-4-15　弹法

（四）注意事项

（1）操作时要注意轻快而有弹性。

（2）弹击力度以不引起疼痛为宜。

（五）临床应用

弹法具有镇静醒脑等作用。

本法主要在头部操作。临床上鸣天鼓操作就是一种弹法应用，两手掌掌心按于受术者两耳，亦可将耳廓折向前操作，用力按实。两手置于后枕部，用手指轻弹枕后风池穴处数次，再两掌放松，如此反复操作数次（图2-4-16）。鸣天鼓可用于治疗头部、耳部病证，也多用于保健，具有醒脑、聪耳作用。

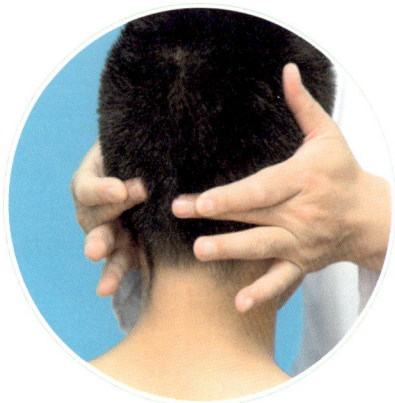

图 2-4-16　鸣天鼓

第五节　振动类手法

使受术者产生振动的手法，称振动类手法。包括抖法、振法等。

一、抖法

（一）定义

用双手或单手握住受术者肢体远端，做小幅度、高频率的上下连续抖动，称为抖法。

（二）动作要领

（1）被抖动肢体自然伸直，肌肉放松。

（2）以远端带近端，配合牵引力操作。

（3）幅度小，频率快。

（三）操作

肩部抖法（抖上肢）

（1）**受术者取坐位**，施术者站在患侧。

（2）**双手握住受术者的手腕**并使受术者肩关节外展。

（3）在牵引的情况下，**做连续、小幅度、均匀、快速的上下抖动**，使抖动上传至肩关节（图2-5-1）。

（4）在抖动过程中，可以瞬间加大抖动幅度3~5次，但只加大抖动的幅度，不加大牵引力。

图 2-5-1　上肢抖法

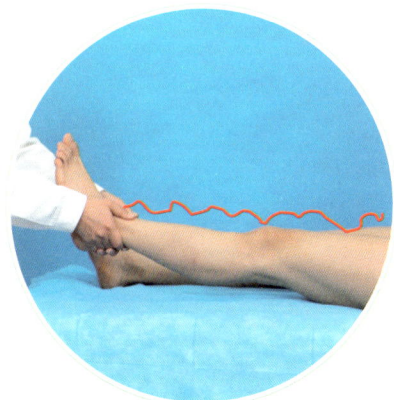

髋部抖法（抖下肢）

（1）**受术者仰卧位或侧卧位**，下肢放松，施术者站其足端。

（2）施术者用双手分别握住受术者足踝部，**将下肢抬起**，离开床面约30度左右。

（3）**在牵引的情况下**，施术者**上、前臂部同时施力**，做连续的上下抖动，使其下肢及髋部有舒松感（图2-5-2）。

图 2-5-2　下肢抖法

（四）注意事项

（1）先牵引后抖动，抖动要连续。

（2）肩关节抖法：操作时抖动后有部分受术者感到腕关节疼痛（这是因为韧带或关节囊被卡压在腕骨间所致），此时施术者两手分别握住受术者前臂下段和手，相对用力牵拉腕关节，然后缓慢松开即可。

（3）习惯性脱位病人禁用。

（五）临床应用

抖法具有疏通经络、滑利关节、松解粘连作用，可加大关节间隙，缓解关节周围肌肉的紧张痉挛。

抖法适用于肩部、腰部、髋部。其特点为施术于肢体远端，效应产生于近端。

二、振法

（一）定义

治疗部位局部产生振动的方法，称振法。

（二）动作要领

（1）指掌部自然用力，前臂及手部肌肉静力性收缩。

（2）幅度小，频率快。

（三）操作

> **掌振法**
>
> 以手掌平覆于治疗部位，以上**臂及前臂的静力性收缩**，使手掌在治疗部位做连续、快速的上下振动（图2-5-3）。

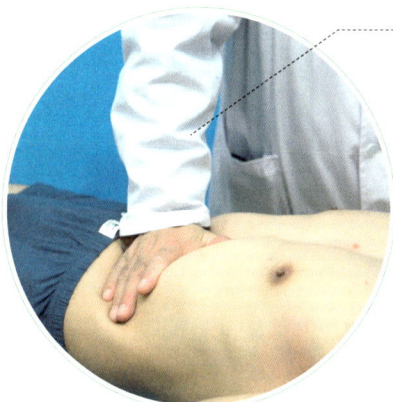

前臂静止性用力

图 2-5-3　掌振法

指振法

以指端置于受术者治疗部位的穴位上，稍用力使穴位局部产生酸胀得气感后，同时腕关节挺紧，以**前臂的静力性收缩**，带动手指在治疗部位做连续、快速的上下振动（图 2-5-4）。

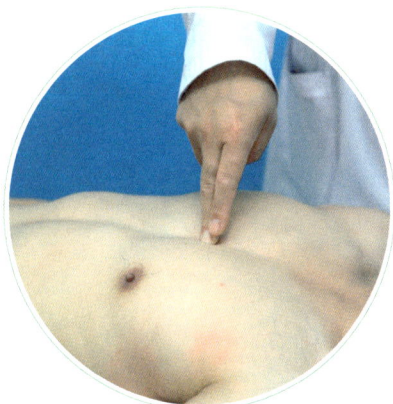

图 2-5-4　指振法

（四）注意事项

（1）施用振法时，着力部位应紧贴皮肤。

（2）频率要快，每分钟大约施振 200~300 次。

（3）施用本法时，施术者的手不应离开治疗部位。

（4）应以意领气，运气至手，发出振颤，并将振颤传达至治疗部位的深层。

（五）临床应用

振法具有祛瘀消积，活血止痛，温中理气，调畅气机的作用。

振法主要用于腹部、腰部和穴位。掌振法作用于腹部称为振腹；作用于腰部称为颤腰。指振法主要用于百会、膻中、中脘、关元等穴。施术时受术者治疗部位有明显的振动感。

第六节　运动关节类手法

对关节做被动性活动，使其在生理活动范围内进行屈伸或旋转、内收、外展及牵拉等运动，对粘连或错位起到松解、复位等作用，称为运动关节类手法。包括摇法、拔伸法、扳法等。

一、摇法

（一）定义

使关节做被动环转运动的手法，称作摇法。使关节进行环旋运动，是摇法的基本特点。

（二）动作要领

幅度由小逐渐增大，速度宜缓。

（三）操作

颈项部摇法

施术者站在受术者后方或者侧方，**受术者坐位**，颈部放松，术者**一手扶住患者后枕部**，另**一手托住下颌**，双手以相反方向作缓慢的**环旋摇动**（图2-6-1）。

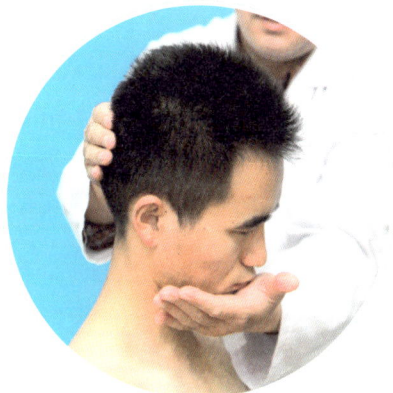

图 2-6-1　颈项部摇法

腰部摇法

（1）仰卧位摇腰法

受术者仰卧位，双腿自然伸直并拢，屈膝屈髋，术者一手前臂按患者膝关节下方，另一手握住足踝部，双手协同用力，带动腰部做顺时针或逆时针方向的环转运动（图 2-6-2）。

（2）俯卧位摇腰法

受术者俯卧位，两下肢并拢自然伸直，施术者一手托起双下肢，另一手按压受术者腰部，双臂协调用力，带动腰部做顺时针或逆时针方向的环转运动（图 2-6-3）。

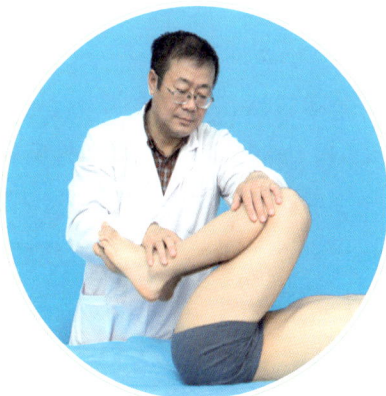

图 2-6-2　仰卧位摇腰法

图 2-6-3　俯卧位摇腰法

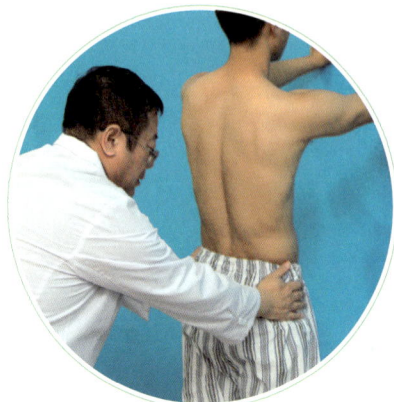

图2-6-4 站立位摇腰法

（3）站立位摇腰法

受术者站立位，双手上举扶墙，两手间距与肩同宽，施术者立于受术者后方，双手扶住受术者两侧髂嵴，做协调的环转摇动（图2-6-4）。

肩关节摇法

（1）托肘摇肩法

受术者坐位，施术者立于受术者侧方，一手托握住其肘部，另一手按住其肩关节上方固定，使肩关节按照前下、前上、后上、后下、前下的方向顺序做环形摇动（图2-6-5）。

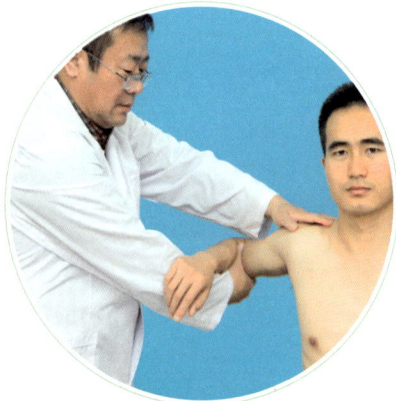

图2-6-5 托肘摇肩法

（2）握腕摇肩法

受术者坐位，施术者站于受术者身后，一手固定受术者的肩部，另一手握住受术者腕部，使受术者上肢伸直并外展，在牵拉上肢的基础上，使肩关节按照前下、前上、后上、后下、前下的方向顺序做环形摇动（图2-6-6）。

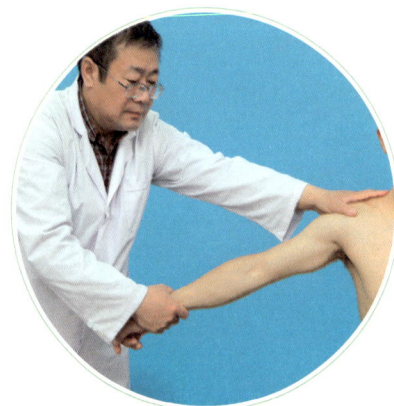

图2-6-6 握腕摇肩法

（3）握臂摇肩法

受术者坐位，肘关节伸直；施术者立于受术者身后，**一手握住受术者上臂部**，另一手置于肩部以固定，使肩关节按照**前下、前上、后上、后下、前下的方向顺序做环形摇动**（图2-6-7）。

（4）大幅度摇肩法

①**患者坐位，双上肢放松自然下垂**。施术者站于其前外方，面向患者而立，以患者右手为例；

图 2-6-7 握臂摇肩法

②施术者以左手手指背侧置于患者腕部，并托起患者手腕，**沿逆时针方向将其上肢慢慢向其前外上方托起**，在此过程中，左手应逐渐反掌，当上举至 160° 时，虎口向下握住其腕部。**另一手随其上举之势由腕部沿前臂、上臂理筋至肩关节上部**（图 2-6-8）；

③略停之后，两手协调用力，**按于肩部的一手将肩关节略向下按并固定之，握腕一手则略上提**，使肩关节伸展（图 2-6-9）；

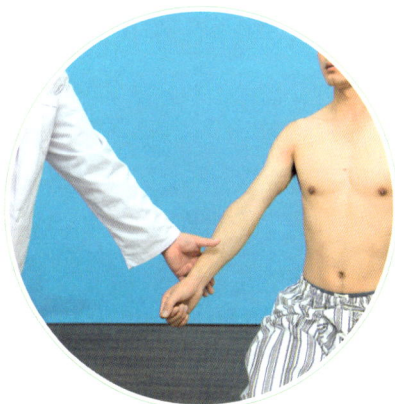

图 2-6-8 大幅度摇肩法

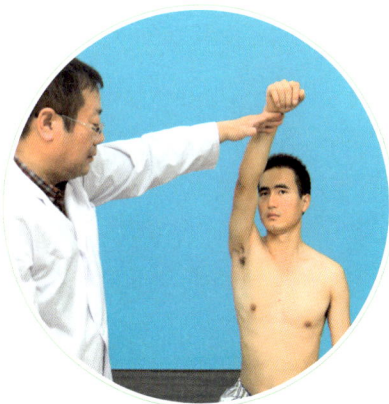

图 2-6-9 大幅度摇肩法

④随即握腕，一手握腕摇向后下方，经下方复于原位，此时扶按肩部一手已随势沿其上臂、前臂滑落于腕部，呈动作初始时两掌挟持腕部状态。此为肩关节大幅度摇转一周，可反复摇转数次（图2-6-10）。

图2-6-10 大幅度摇肩法

肘关节摇法

患者坐位，上肢放松，施术者位于受术者侧方，一手托住受术者肘关节（使肘关节屈曲状时托住），另一手握住受术者腕部（并固定腕部），使肘关节做顺时针或者逆时针环转运动（图2-6-11）。肘关节摇法实为前臂的旋转及腕肘关节屈伸的复合运动，也被称为前臂部摇法。

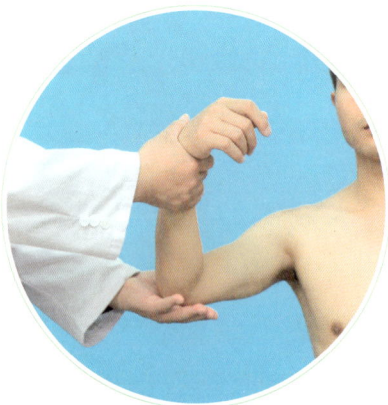

图2-6-11 肘关节摇法

腕关节摇法

施术者一手握住患肢前臂下段，另一手五指与受术者的五指交叉握住，环旋摇动腕关节（图2-6-12）。

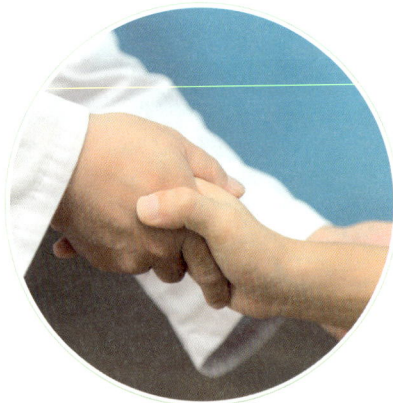

图2-6-12 腕关节摇法

髋关节摇法

受术者取仰卧位，两下肢伸直。施术者站在患侧，一手扶患侧膝部，另一手扶踝；先使膝关节屈曲，同时使患侧髋关节外展、外旋至最大限度，然后使髋、膝关节极度屈曲；再使髋关节极度内收、内旋，最后伸直患侧下肢（图 2-6-13）。

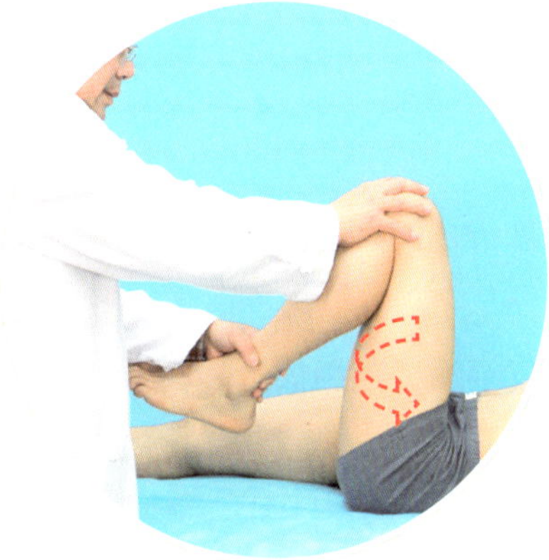

图 2-6-13　髋关节摇法

膝关节摇法

受术者取仰卧位，施术者站在患侧，一手扶膝，一手托踝，环旋摇动膝关节。或者受术者取俯卧位，施术者站在受术者的侧方，一手扶受术者大腿后侧，另一手扶受术者的足跟部或小腿下段，环旋摇动受术者的膝关节，并使其摇动的范围逐渐加大（图 2-6-14）。

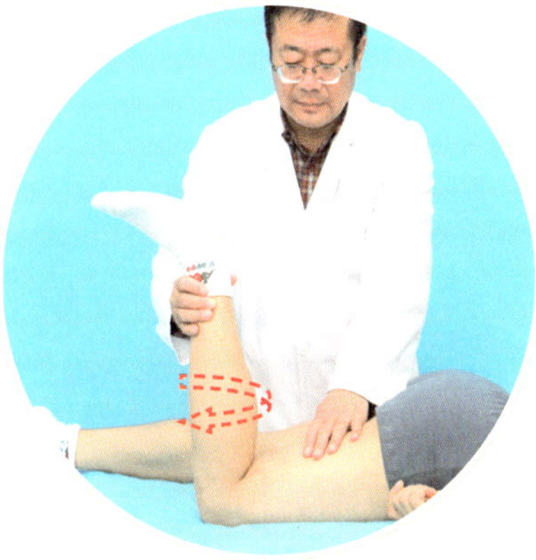

图 2-6-14　膝关节摇法

踝关节摇法

受术者仰卧位，下肢自然伸直。术者坐于其足端，用一手托握起足跟以固定，另一手握住足趾部，在稍用力拔伸的情况下做顺时针或逆时针方向的环转摇动（图 2-6-15-a）。

其次，受术者俯卧位，一侧下肢屈膝。术者以一手扶按于足跟部，另一手握住其足趾部，做顺时针或逆时针方向的环转摇动。俯卧位时的踝关节摇法容易操作，且摇转幅度较大（图 2-6-15-b）。

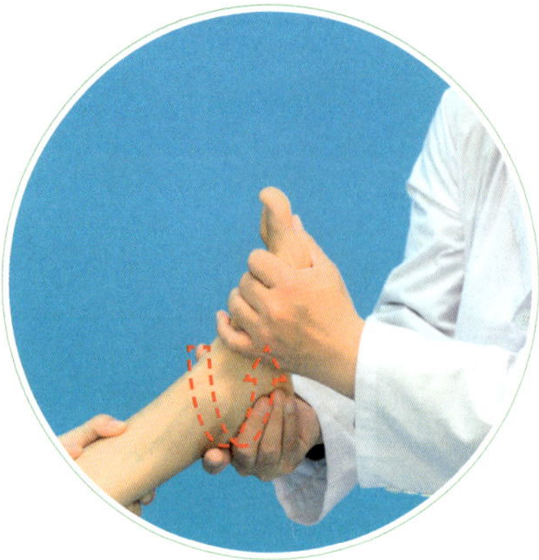

图 2-6-15　踝关节摇法

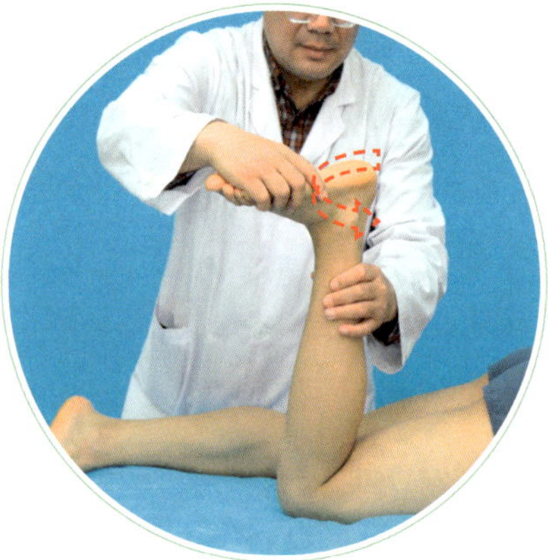

（四）注意事项

（1）摇法操作应在关节生理活动范围内进行，由小逐渐增大。

（2）动作要和缓，速度宜慢，用力要稳。

（3）对于习惯性关节脱位者、外伤、骨折等病证禁用摇法。

（五）临床应用

摇法具有舒筋通络，滑利关节、松解粘连的作用。

本法适用全身各关节部。

二、拔伸法

（一）定义

固定关节或肢体的一端，沿纵轴牵拉关节的另一端，称拔伸法。拔伸法是指使关节间隙加大的手法。

（二）动作要领

（1）拔伸稳而缓，用力均匀持续。

（2）先顺势拔伸，再持续拔伸。

（3）用力由小逐渐增大。

（三）操作

颈椎拔伸法

（1）颈椎掌托拔伸法

受术者坐位，颈部自然放松，施术者位于受术者后方，**用双手拇指顶住枕骨后方，余四肢分别托住下颌部**，两前臂分别压住患者两肩，肘部向下移动，缓慢向上拔伸颈部（图 2-6-16）。

（2）颈椎肘托拔伸法

受术者取坐位。施术者站在受术者侧后方，腹部顶住受术者的背部，用**一手托住受术者后枕部，用另一肘夹住受术者下颌**，缓慢、反复、向后上方拔伸受术者颈部（图 2-6-17）。

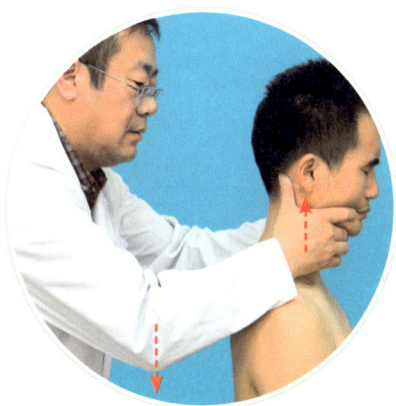

图 2-6-16　颈椎掌托拔伸法

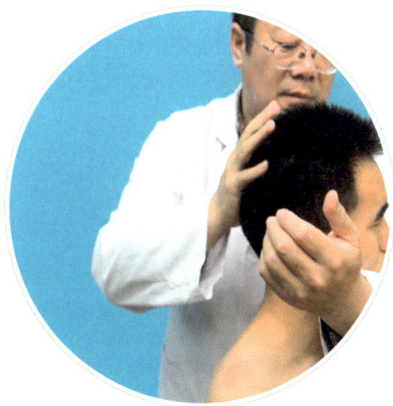

图 2-6-17　颈椎肘托拔伸法

肩关节拔伸法

（1）肩关节对抗拔伸法

施术者和助手分别立于受术者两侧，**受术者坐位**，身体自然放松，**施术者一手握住受术者腕部，另一手握住受术者前臂上端**，使肩关节外展，外展的角度在 45 度到 60 度时逐渐用力牵拉，同时让**助手固定受术者上半身**（图 2-6-18）。

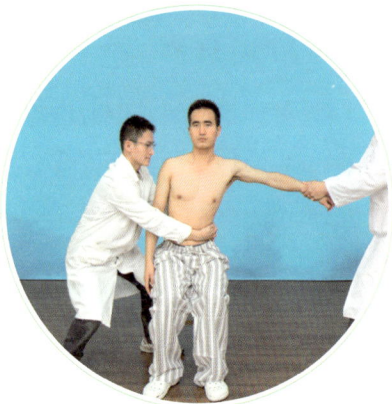

图 2-6-18　肩关节对抗拔伸法

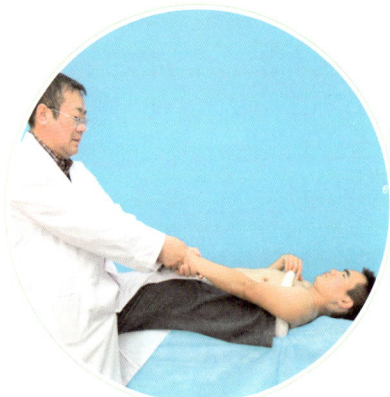

图 2-6-19　肩关节手牵足蹬拔伸法

（2）肩关节手牵足蹬拔伸法

受术者仰卧位，成自然放松状态，施术者坐在治疗床上，**施术者两手握住受术者前臂，一只脚置于受术者腋窝下**，手脚在相反的方向用力，进行拔伸（图 2-6-19）。

肘关节拔伸法

受术者坐位，施术者位于受术者侧前方，**一手握住受术者前臂，另一手握住受术者上臂**，双手向相反的方向用力，在此状态下持续拔伸（图 2-6-20）。

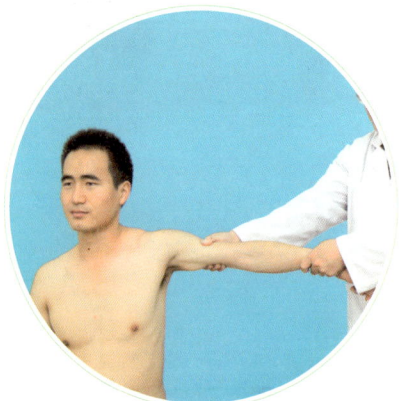

图 2-6-20　肘关节拔伸法

腕关节拔伸法

受术者坐位，术者立于其体侧，**一手握住其前臂下端，另一手握其手掌部**，缓慢拔伸腕关节（图 2-6-21）。

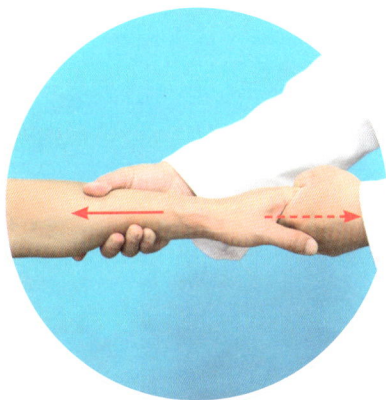

图 2-6-21　腕关节拔伸法

腰部拔伸法

受术者取俯卧位。一助手固定受术者肩部。施术者双手托住受术者的两个踝关节。施术者两臂伸直，身体后仰，**与助手相对用力**，拔伸受术者的腰部（图 2-6-22）。

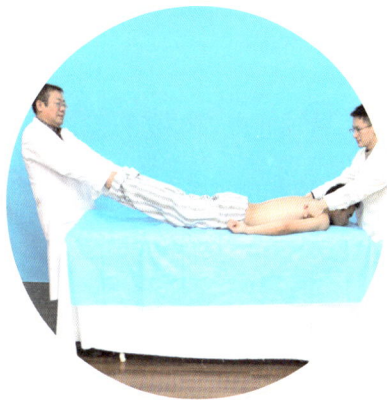

图 2-6-22　腰部拔伸法

髋关节拔伸法

受术者仰卧位，施术者位于受术者侧方（近足踝部），助手位于受术者侧方（近头部），**助手双手按压在受术者髂前上棘处（固定）**，施术者**一手握住受术者足踝部，另一手前臂抵在受术者腘窝下并向上用力**，进行拔伸（图 2-6-23）。

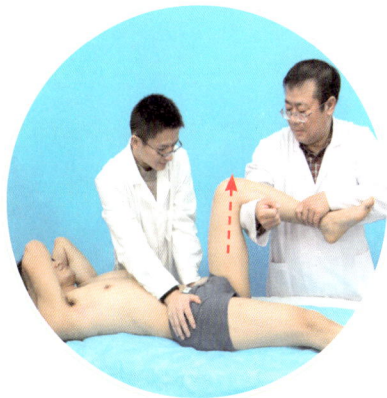

图 2-6-23　髋关节拔伸法

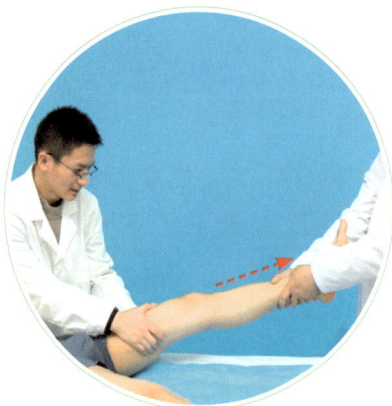

图2-6-24 膝关节拔伸法

膝关节拔伸法

受术者仰卧位，施术者位于受术者侧方（近足踝部），助手立于受术者侧方（近头部），**助手固定受术者大腿部，施术者一手握住受术者足踝部，另一手握住受术者小腿部**，施术者与助手相反方向用力，进行**缓慢拔伸膝关节**操作（图2-6-24）。

踝关节拔伸法

受术者仰卧位，施术者以一手握患者足跟部，另一手握住足掌部，两手相对用力，**拔伸踝关节**（图2-6-25）。

图2-6-25 踝关节拔伸法

（四）注意事项

（1）动作宜稳而持续，力量应由小逐渐增大。

（2）根据不同部位和病情，控制拔伸方向和角度。

（3）不可猛力或突发暴力拔伸。

（五）临床应用

拔伸法具有舒筋通络，理筋整复，松解粘连的作用。主要用于脊柱及四肢关节部位软组织损伤及关节错位等。拔伸法牵拉脊柱、肢体长轴，可加大被拔伸关节的间隙或改善肢体运动受限。

本法适用于颈、腰椎、肩、指、膝等全身各关节处。

三、扳法

（一）定义

被动运动关节，在关节最大运动范围的基础上，再稍加大关节运动幅度的方法，称扳法。在关节最大活动范围的基础上，增加关节活动度5°~10°是扳法的基本特点。

（二）动作要领

（1）定位要准，用力稳而轻巧。

（2）要顺应关节的生理活动功能和运动规律。

（3）扳法是治疗手法，操作时应有准备手法作为基础。

（4）扳法所施力为"寸劲巧力"。

（5）扳法操作是在关节最大活动的基础上进行。

（6）扳法通常产生弹响，但不应强求弹响。

（三）操作

颈部扳法

（1）颈部坐位斜扳法

受术者坐位，头部略前倾，施术者立于其身后，一手扶住头顶后部，一手托住对侧下颌部，当旋转至最大限度稍有阻力感时，双手同时用力作相反方向的小幅度快速扳动，后迅速松手，施术时有时可有弹响声（图2-6-26）。

（2）颈部仰卧位斜扳法

以棘突向左偏歪为例。受术者取仰卧位。施术者双手置于受术者颈后，以一手食中两指按于偏歪的棘突，然后使受术者颈部前屈，至要扳动的椎骨棘突开始运动时，再使受术者的颈部向左旋转至最大限度，并做一个有控制的、稍增大幅度的、瞬间的旋转扳动（图2-6-27）。

（3）颈椎旋转定位扳法

以棘突向左偏为例。受术者取坐位。施术者站于受术者左后方，用右手拇指顶住偏歪棘突的左侧，先使受术者头部前屈至要扳动椎骨的棘突开始运动时，再使受术者头向右侧屈、面部向左旋转至最大限度，然后施术者用左手托住受术者下颌，待受术者放松后，做一个有控制的、稍增大幅度的、瞬间的旋转扳动，同时右手拇指向左推按偏歪的棘突，听到弹响即表明复位。亦可用肘夹住受术者下颌做此扳法（图2-6-28）。

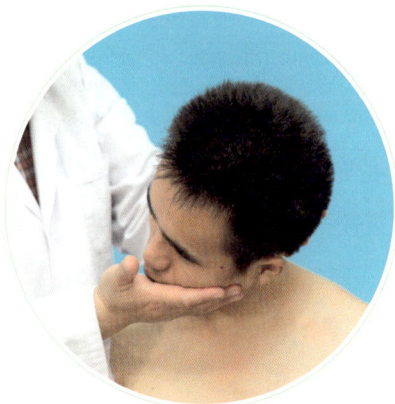

图 2-6-26　颈部坐位斜扳法

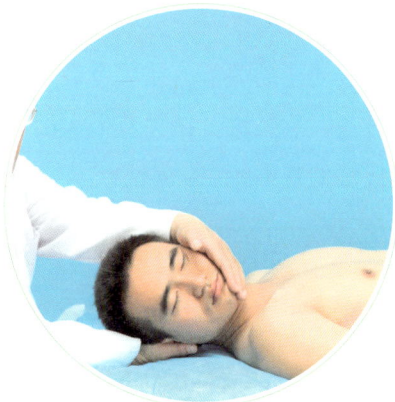

图 2-6-27　颈部仰卧位斜扳法

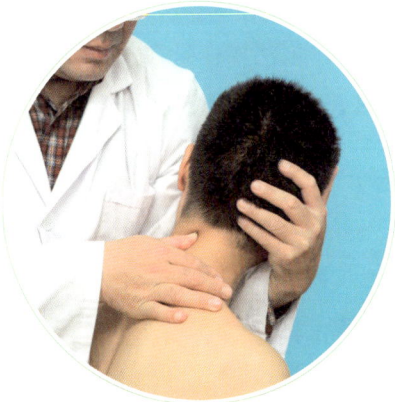

图 2-6-28　颈椎旋转定位扳法

（4）颈部侧扳法

以头向左侧屈受限为例。**受术者坐位**，施术者站在受术者的右侧，以**左肘压受术者的右肩，左手从受术者头后钩住受术者的颈部，右手置于受术者头侧（右耳上方）。先使受术者头左侧屈至最大限度，然后瞬间用力，加大侧屈 5°~10°**，随即松手（图 2-6-29）。

图 2-6-29　颈部侧扳法

胸背部扳法

（1）扩胸扳法

受术者取坐位，两手交叉扣住置于颈部。施术者站在受术者身后，**用一侧膝关节顶住偏歪的棘突，用两手托住受术者两肘**。施术者膝关节向前顶，两手向后上托至最大限度，嘱受术者头后伸，待受术者放松后，瞬间用力（图 2-6-30）。

图 2-6-30　扩胸扳法

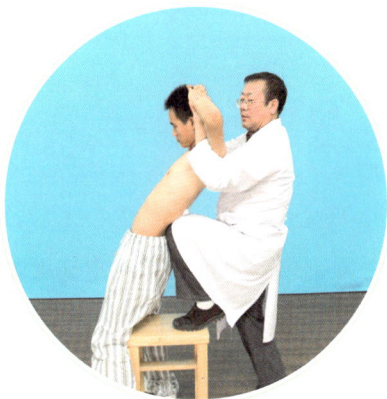

（2）胸椎对抗牵引复位法

受术者取坐位，两手交叉扣住置于颈部。施术者站在受术者身后，**用一侧膝关节顶住偏歪的棘突**，施术者两手从受术者上臂之前绕至前臂之后，并且握住前臂的下段。**施术者膝关节向前顶，两前臂及手向后上方提拉，至最大限度时，瞬间用力**（图 2-6-31）。

图 2-6-31　胸椎对抗牵引复位法

（3）扳肩式胸椎扳法

以棘突向左偏为例。**受术者取俯卧位。**施术者站在受术者的左侧，**以右手掌根顶住偏歪棘突的左侧，左手置于右肩前，两手相对用力，使背部后伸并且旋转，至最大限度时，两手瞬间用力**（图 2-6-32）。

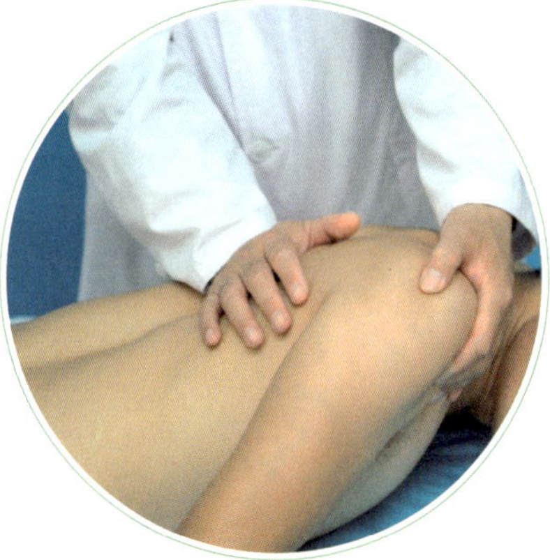

图2-6-32　扳肩式胸椎扳法

腰部扳法

（1）腰部斜扳法

受术者取健侧卧位，**健侧下肢伸直在下，患侧下肢屈曲在上，**健侧上肢置于胸前，患侧上肢置于身后。施术者站在受术者腹侧，**一手置于患侧肩前，另一上肢的前臂尺侧置于受术者臀后。施术者两手相对用力并逐渐加大受术者腰部旋转角度**，至最大限度时，瞬间用力，加大旋转的角度，有时可听到弹响声（图 2-6-33）。

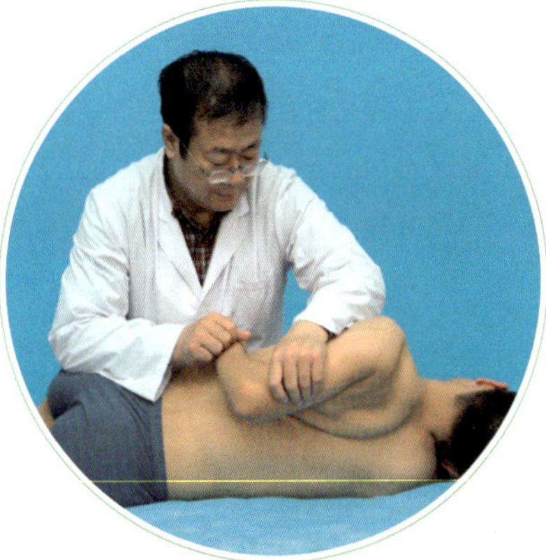

图2-6-33　腰部斜扳法

（2）腰椎定位旋转扳法

以棘突向右偏为例。**受术者取坐位，右手置于颈后。一助手固定受术者的大腿部。**施术者站在受术者右后方，**左手拇指置于偏歪棘突的右侧，右手从受术者右上臂之前绕至前臂之后**，并且置于受术者颈后。先使受术者腰部前屈至所要扳动的椎骨棘突开始运动时，再**使受术者腰部左侧屈并且右旋至**

最大限度（以上 3 个动作在腰部旋转过程中同时进行）后，做一个有控制的、稍增大幅度的、瞬间的旋转扳动；同时左手拇指向左推按偏歪的棘突，听到弹响即表明复位（图2-6-34）。

图 2-6-34　腰椎定位旋转扳法

（3）直腰旋转扳法

以腰部向右旋转受限为例。受术者取坐位。施术者站在受术者的右前方，以右腿的外侧顶住受术者右大腿的外侧。施术者左手置于受术者右肩前，右手置于左肩后，两手相对用力，使受术者腰部向右旋转至最大限度后，瞬间用力，加大旋转 5°~10°，听到弹响即表明复位（图 2-6-35）。

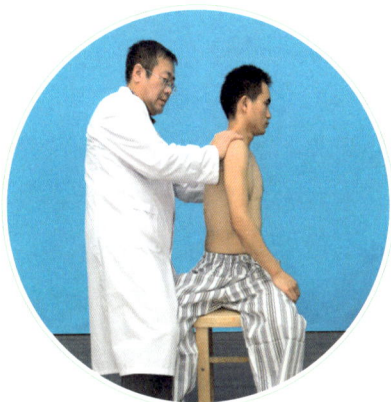

图 2-6-35　直腰旋转扳法

（4）腰部后伸扳法

患者俯卧位，两下肢并拢。术者一手按压患者腰部，另一手臂托住两膝关节上方，并缓缓上抬，使患者腰部后伸；当后伸至最大限度时，两手瞬间用力，做一个增大幅度的下按腰部与上抬下肢的相反方向的扳动（图 2-6-36）。

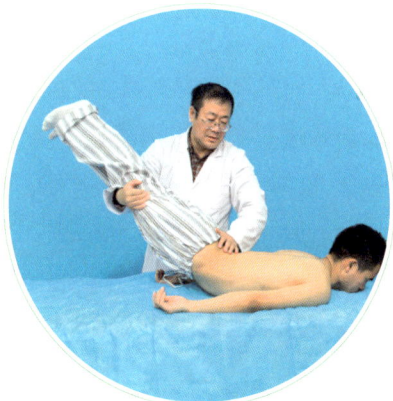

图 2-6-36　腰部后伸扳法

肩关节扳法

（1）肩关节外展扳法

受术者坐位，施术者立于一侧。**将受术者肩关节进行外展活动，当活动至最大幅度时，略停片刻，再作肩关节外展方向稍增大幅度的快速扳动**（图 2-6-37）。

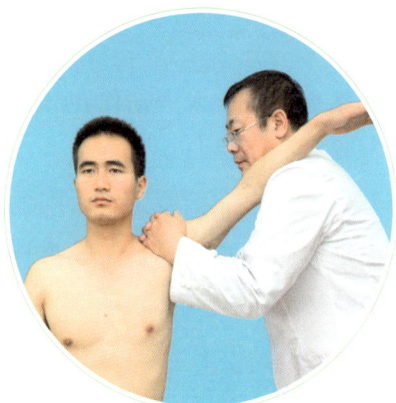

图 2-6-37　肩关节外展扳法

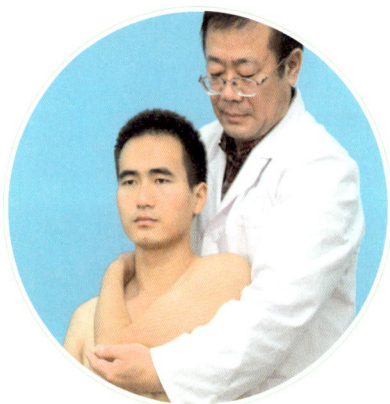

图 2-6-38　肩关节内收扳法

（2）肩关节内收扳法

受术者坐位，施术者立于一侧。**将受术者肩关节进行内收活动，当活动至最大幅度时，略停片刻，再作肩关节内收方向稍增大幅度的快速扳动**（图 2-6-38）。

（3）肩关节旋内扳法

受术者坐位，施术者立于一侧。**将受术者肩关节进行内旋活动，当活动至最大幅度时，略停片刻，再作肩关节内旋方向稍增大幅度的快速扳动**（图 2-6-39）。

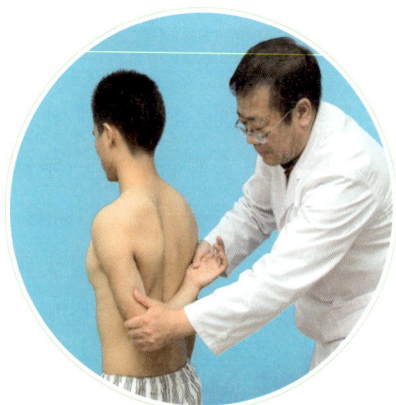

图 2-6-39　肩关节旋内扳法

（4）肩关节上举扳法

受术者坐位，施术者立于一侧。将受术者肩关节进行上举活动，当活动至最大幅度时，略停片刻，再作肩关节外展方向稍增大幅度的快速扳动（图 2-6-40）。

图 2-6-40　肩关节上举扳法

肘关节扳法

受术者坐位，施术者立于一侧。将受术者肘关节分别进行屈伸活动，当活动至最大幅度时，略停片刻，再作肘关节稍增大屈伸幅度的快速扳动。依据肘关节屈伸活动的不同，可分为肘关节前屈扳法和后伸扳法（图 2-6-41、图 2-6-42）。

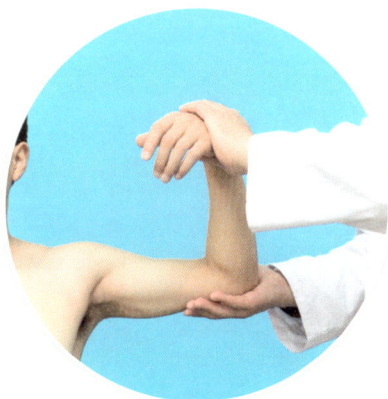

图 2-6-41　肘关节前屈扳法

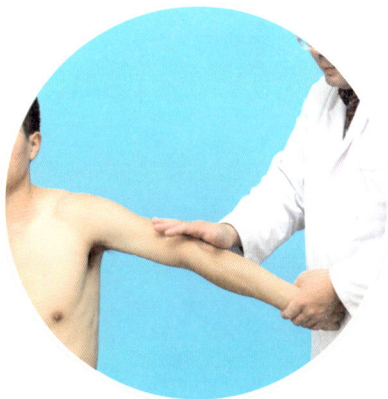

图 2-6-42　肘关节后伸扳法

③ 腕关节扳法

受术者坐位，施术者立于一侧。将受术者腕关节分别进行掌屈、背伸、桡偏及尺偏活动，当活动至最大幅度时，略停片刻，再作腕关节稍增大屈伸及尺、桡偏幅度的快速扳动。依据腕关节屈伸及尺、桡偏活动的不同，可分为腕关节掌屈扳法、背伸扳法（图2-6-43a、b）、尺偏扳法和桡偏扳法。图2-6-44a、b）。

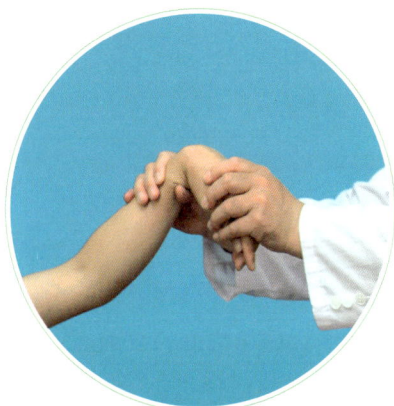

a 掌屈扳法

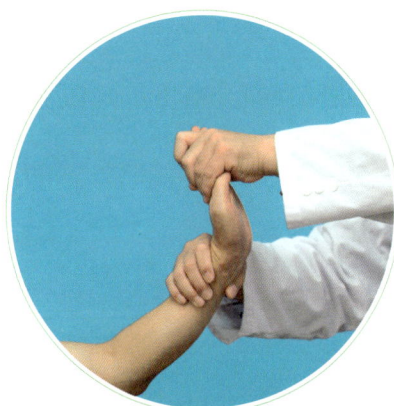

b 背伸扳法

图2-6-43 腕关节扳法

a 尺偏扳法

b 桡偏扳法

图2-6-44 腕关节扳法

髋关节扳法

（1）髋关节后伸扳法

受术者俯卧位，施术者立于一侧，将受术者髋关节进行后伸活动，当活动至最大幅度时，略停片刻，再作髋关节稍增大幅度的后伸扳动（图 2-6-45）。

图 2-6-45　髋关节后伸扳法

图 2-6-46　屈髋屈膝扳法

（2）屈髋屈膝扳法

受术者俯卧位，施术者立于一侧，将受术者髋关节进行前屈活动，当活动至最大幅度时，略停片刻，再作髋关节稍增大幅度的前屈扳动（图 2-6-46）。

（3）"4"字扳法

施术者立于受术者侧方，受术者仰卧位（放松），将受术者的下肢摆成"4"字，一手放在膝关节上，另一手放在髂前上棘处，缓慢下压，有阻力时，停动片刻，用巧力做一次突发性的快速扳动（图 2-6-47）。

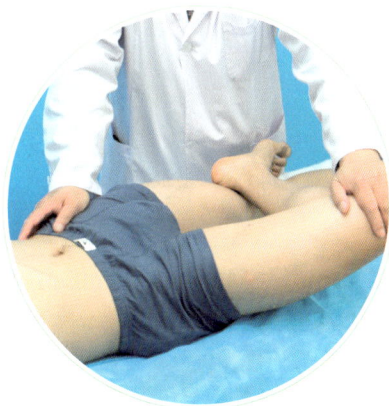

图 2-6-47　"4"字扳法

（4）髋关节外展扳法

受术者俯卧位，**施术者立于一侧**，将受术者髋关节进行外展活动，当活动至最大幅度时，**略停片刻，再作髋关节稍增大幅度的外展扳动**（图 2-6-48）。

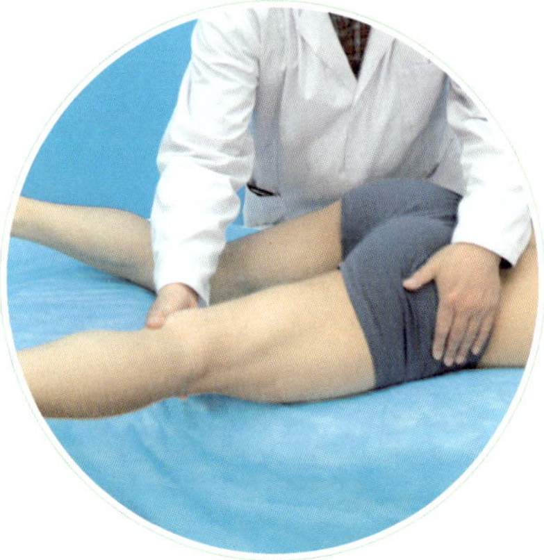

图 2-6-48　髋关节外展扳法

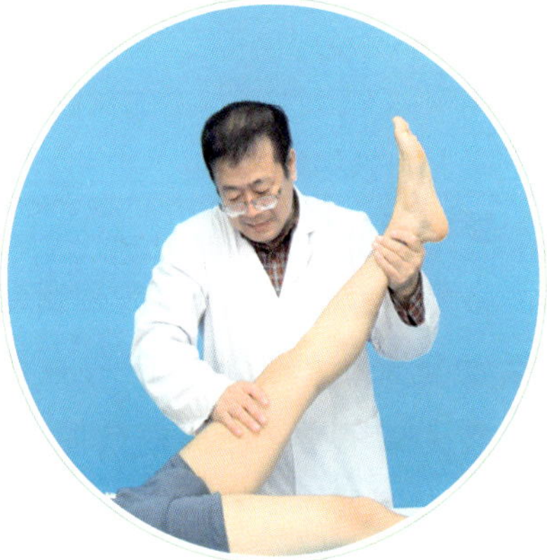

（5）直腿抬高扳法

施术者立于受术者侧方，**受术者仰卧位（放松），双下肢伸直，施术者一手握住一侧下肢踝部，一手置于膝关节上方，使下肢保持伸直，缓慢抬高下肢，有阻力时，停动片刻，用巧力做一次突发性的快速扳动**（图 2-6-49）。

图 2-6-49　直腿抬高扳法

膝关节扳法

受术者仰卧位，施术者立于一侧。将**受术者髋关节屈曲**，分别进行膝关节前屈、后伸活动，**当活动至最大幅度时**，略停片刻，再作膝关节稍增大幅度的前屈、后伸快速扳动。依据膝关节不同方向的扳动，可分为膝关节前屈扳法（图 2-6-50）、后伸扳法（图 2-6-51）。

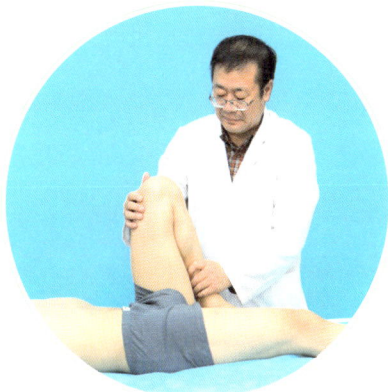

图 2-6-50　膝关节前屈扳法

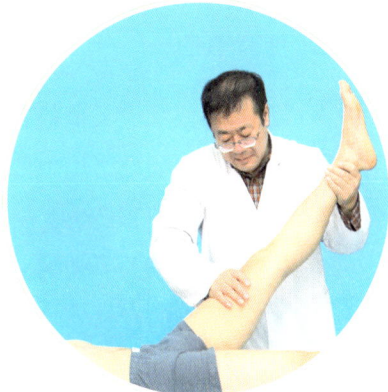

图 2-6-51　膝关节后伸扳法

踝关节扳法

受术者仰卧位，施术者立于一侧。将受术者踝关节分别进行跖屈、背伸、外翻、内翻活动，当活动至最大幅度时，略停片刻，再作踝关节各方向稍增大幅度的快速扳动。依据踝关节不同方向的扳动，可分为踝关节跖屈扳法（图 2-6-52）、背伸扳法（图 2-6-53）。

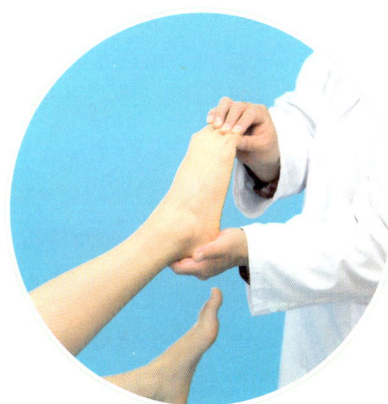

图 2-6-52　踝关节跖屈扳法

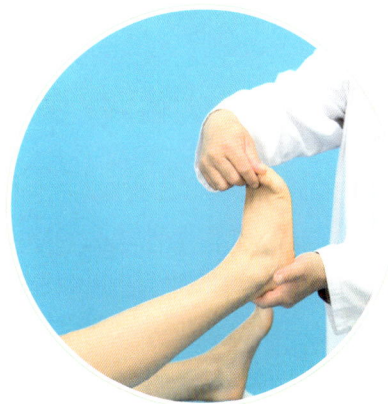

图 2-6-53　踝关节背伸扳法

（四）注意事项

（1）扳法操作要顺应关节的各自生理活动，并在活动范围内进行。

（2）发力的时机要准，用力要适当。

（3）不可使用暴力和蛮力。

（4）扳法通常出现关节弹响，但不可强求关节弹响。

（5）诊断不明确的脊柱外伤及出现脊髓症状体征者禁用扳法。

（6）老年人有较严重的骨质增生，骨质疏松者慎用或禁用扳法。对于骨关节结核、骨肿瘤者禁用扳法。

（7）时间久、粘连重的肩关节周围炎在实施扳法时不宜一次性分解粘连，以免关节囊撕裂而加重病情。

（五）临床应用

扳法具有舒筋通络，滑利关节，理筋整复的作用。

本法适用于脊柱及四肢关节。扳法操作以关节活动为基础，在关节活动最大范围的基础上进行操作。

第七节 复合手法

复合手法是指两种或两种以上的手法有机地结合到一起，进而构成另一种新的手法。复合手法可以充分发挥各种手法的优点，临床应用较为常见。该类手法构成成分比较复杂，有的相结合到一起的两种手法成分均等，有的是以一种手法成分为主，另一种手法成分为辅，有的则是三种或多种手法的复合。临床常用的复合手法主要有按揉法、拿揉法、推摩法、牵抖法等。

一、按揉法

（一）定义

按揉法是按法和揉法的复合动作，按操作部位的不同，分为指按揉法和掌按揉法。

（二）动作要领

（1）按揉并重。

（2）具有节律性。

（三）操作

○ 指按揉法

（1）用单手或双手手指罗纹面置于施术部位，余指置于对侧或相应的位置以助力。

（2）腕关节悬屈，前臂和手指施力，进行节律性的**按压揉动**（图 2-7-1）。

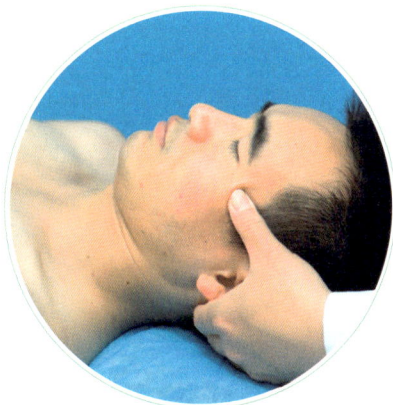

图 2-7-1　指按揉法

○ 掌按揉法

单掌按揉法：以**掌根部着力**于治疗部位，手指自然伸直，**上臂与前臂主动用力**，进行节律性的**按压揉动**（图 2-7-2）。

双掌按揉法：**双掌重叠置于治疗部位**，以掌中部或掌根部着力，**以肩关节为支点，前臂与上臂主动用力**，身体上半部小幅度节律性前倾后移，于前倾时将身体上半部的重量经肩关节、前臂传至掌部，进行**节律性按压揉动**（图 2-7-3）。

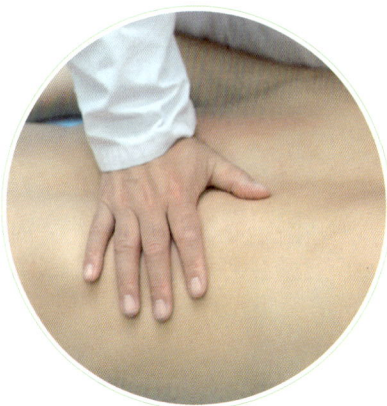

图 2-7-2　单掌按揉法

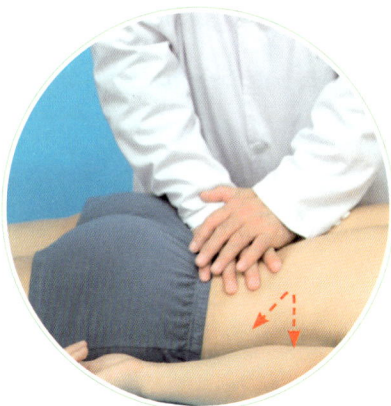

图 2-7-3　双掌按揉法

（四）注意事项

（1）将按法与揉法进行有机结合，做到按中含揉，揉中寓按，刚柔并济，缠绵不绝。

（2）两种手法施力不可失之偏颇。

（3）按揉法既不要过快，又不可过于缓慢。

（五）临床应用

按揉法具备按法和揉法的双重作用，作用舒适，易于被人接受，具有松肌解痉、行气活血、调整脏腑等作用。

指按揉法因接触面积较小，按揉力量集中，适用于全身各部经络腧穴；掌按揉法因接触面积大，按揉力相对分散。单掌按揉法适用于背部、下肢后侧和肩部；双掌按揉法适用于背部、腰部、臀部及下肢后侧。

二、拿揉法

（一）定义

拿揉法是拿法和揉法的复合动作，在进行拿法操作时增加揉动，使两者有机地结合起来，则成为拿揉复合手法。

（二）动作要领

（1）准备动作同拿法。

（2）在捏、提动作的基础上增加旋转揉动。

（三）操作

（1）以**拇指和其余手指相对用力**，捏住施术部位肌肤。

（2）**前臂用力上提**，指掌部主动施力，逐渐将捏住的肌肤收紧，将施术部位肌肉连同皮肤皮下组织一起向上提起。

（3）在上提过程中，**当感觉拇指和其余手指在施术部位似滑非滑时**，顺势做前后或上下的旋转揉动（图 2-7-4）。

（4）可单手操作，亦可双手操作。

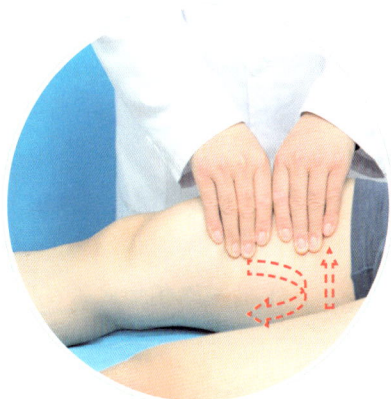

图 2-7-4　拿揉法

（四）注意事项

（1）拿揉法在拿中含有一定的旋转揉动，以拿为主，以揉为辅。

（2）拿揉法操作时要自然流畅，不可呆滞僵硬。

（五）临床应用

拿揉法有舒筋通络，活血化瘀的作用。

与拿法相比，拿揉法的力量更趋缓和，操作舒适自然。拿揉法主要适用于四肢部及颈项部。

三、推摩法

（一）定义

推摩法是一指禅推法和摩法的复合动作，主要是一指禅偏心率推法和指环摩法的有机结合。

（二）动作要领

（1）基本动作同一指禅偏心率推法。
（2）余四指并拢，环形摩动。

（三）操作

（1）**拇指偏心率吸定于治疗部位，**余四指置于一侧贴附在体表。
（2）**沉肩、垂肘、悬腕，以肘关节为支点，前臂主动用力，**带动腕关节左右摆动。
（3）**拇指偏心率在治疗部位上进行一紧一松的推动，同时四肢指腹在体表进行环形摩动**（图 2-7-5）。

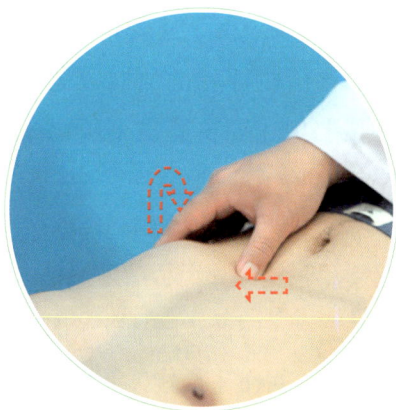

图 2-7-5 推摩法

（四）注意事项

（1）操作时要缓慢移动。
（2）拇指和其余手指不能相对用力形成捏拿。

（五）临床应用

推摩法有宽中理气，开郁散结，补益脾胃的作用。

本法主要适用于胸腹部。具体操作时一指禅推法作用于任脉，同时四肢横摩操作于胸腹部两侧，沿任脉线由上向下操作。

四、牵抖法

（一）定义

牵抖法是牵引法与短暂性的较大幅度抖法的复合动作，临床以腰部牵抖法常见。

（二）动作要领

（1）牵引前小幅度摇摆受术者腰部，使其放松。

（2）在牵拉的基础上做抖动。

（三）操作

（1）受术者取俯卧位，一助手牵持受术者腋下以固定。

（2）施术者双手托住受术者两个踝关节，两臂伸直，身体后仰，与助手相对用力，牵引受术者的腰部。

（3）待受术者腰部放松后，施术者身体先向前，然后身体后仰，瞬间用力，上下抖动，带动腰部大幅度的抖动（图2-7-6）。

（4）如此反复操作3~5次。

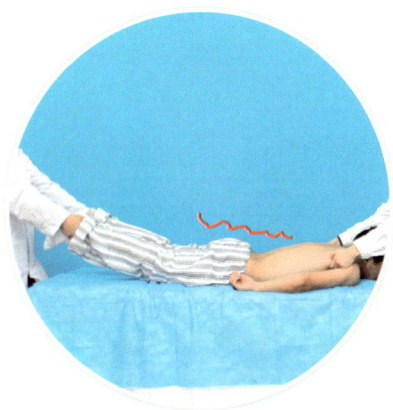

图2-7-6　抖腰

（四）注意事项

（1）施术者与助手牵引受术者腰部时，受术者的下肢与床面的角度不要太大。

（2）抖动时要注意发力的时机。

（五）临床应用

牵抖法主要有滑利关节、复位和松解粘连的作用。

本法主要适用于腰部操作。亦可作用于肩关节和髋关节。

（李忠正　闫泽明　樊一桦）

本章主要介绍常见伤科疾病落
枕、颈椎病、项背肌筋膜炎、胸椎小
关节紊乱、肩关节周围炎（肩周炎）、肱骨
外上髁炎、腕管综合征、急性腰扭伤、腰背筋
膜炎、腰椎间盘突出症、腰椎骨质增生症、强
直性脊柱炎、外伤性截瘫、梨状肌综合征、臀
上皮神经损伤、膝关节髌骨软化症、膝关节内
外侧副韧带扭伤、膝关节骨性关节炎、踝
关节扭伤、跟痛症的概念、病因病机、
临床表现及推拿治疗。

临床篇

第一节　落枕

概述

落枕是指由于睡姿不良或枕头高低失当，或因扭挫、受寒等原因而引起的急性颈部肌肉痉挛、强直、酸胀、疼痛，以致颈部僵硬、活动受限为主要临床表现的一种疾患。落枕又称"失枕"。多见于青壮年，男多于女，冬春季多发。轻者 3~5 日可自愈，重者疼痛可迁延数周。中年以后反复出现落枕，为颈椎病的早期症状。

病因病机

本病主要是由于头颈部体位不正如睡眠姿势不良、枕头过高、长时间低头写字、看书、上网等，使一侧肌群在较长时间内处于过度伸展状态，以致发生痉挛（痉挛的肌肉主要是胸锁乳突肌、斜方肌及肩胛提肌）；此外感受风寒之邪，如睡觉时肩部暴露，颈肩部当风，感受风寒，气血凝滞，经络痹阻而发生拘急疼痛；少数病人因颈部突然扭转，致使部分肌肉扭伤或发生痉挛（图 3-1-1）。

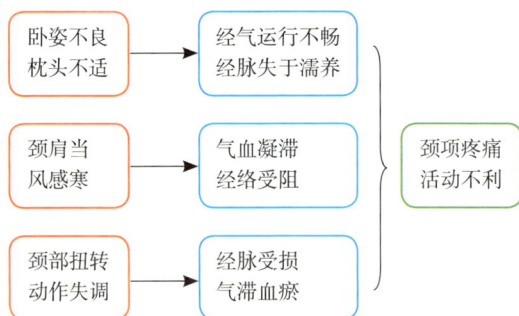

卧姿不良
枕头不适 → 经气运行不畅
经脉失于濡养

颈肩当
风感寒 → 气血凝滞
经络受阻 → 颈项疼痛
活动不利

颈部扭转
动作失调 → 经脉受损
气滞血瘀

图 3-1-1　落枕病因病机

临床表现

　　晨起后即感颈项部疼痛，多数为一侧，少数病人为两侧，颈部活动时疼痛明显加重，严重者疼痛可向肩部、项背部放射。颈部活动受限，常受限于某一体位，各方向活动均受牵制。当需转动颈部时，常连同身体转动（图 3-1-2）。

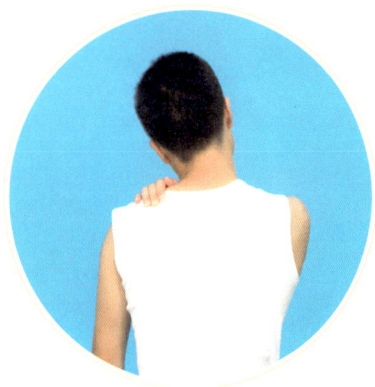

图 3-1-2　落枕临床表现

治疗

治疗原则

　　舒筋活血，温经通络，理顺肌筋。

手法操作

图 3-1-3　擦颈项部

　　◀　患者取坐位，医者立于患者后侧或患侧。用轻柔的揉法、一指禅推法于患侧颈项及肩部（图 3-1-3～图 3-1-5），同时配合颈项屈伸和侧屈被动运动，约 5 分钟

图3-1-4 滚肩部

图3-1-5 一指禅推患侧颈项部

▶ 用拇指按法或点法点按风池（图3-1-6）、天柱（图3-1-7）、肩井（图3-1-8）、天宗（图3-1-9）、落枕（图3-1-10）等穴，每穴约1分钟

图3-1-6 拇指点按风池穴

图3-1-7 拇指点按天柱穴

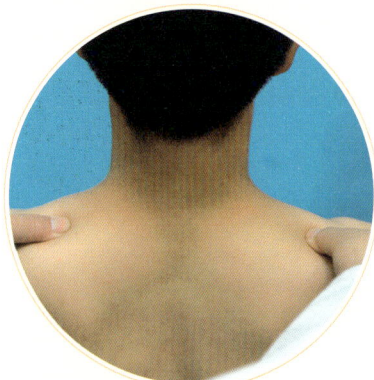

图3-1-8 拇指点按肩井穴

图 3-1-9　拇指点按天宗穴

图 3-1-10　拇指点按落枕穴

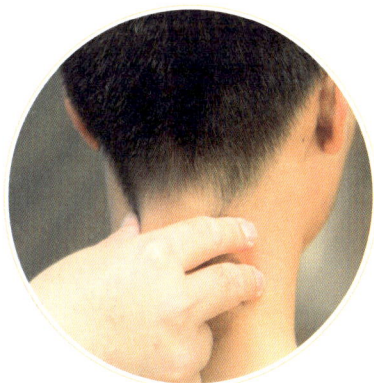

图 3-1-11　三指拿捏颈项部患处

◀　医者用拇指、食指和中指三指拿捏颈项部患处。提拿时手指与肌腹垂直，一提一松，双手或单手交替进行。手法强度以患者感到患处微痛，痠胀为宜，重复操作 5~10 次

▶　嘱患者自然放松颈项部肌肉，医者作颈部摇法（图 3-1-12），使颈项作轻缓的旋转，摇动数次后，在颈部微向前屈位时，迅速向患侧加大旋转幅度作扳法（图 3-1-13）。手法要稳而快速，旋转幅度要在患者能忍受的限度内

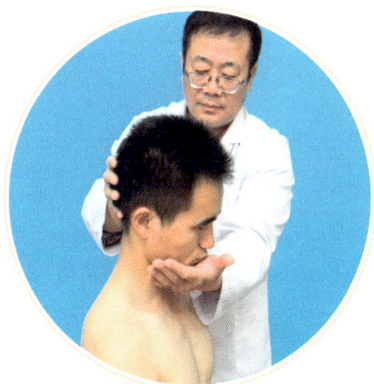

图 3-1-12　摇颈

107

▼ 用擦法擦患部，以透热为度

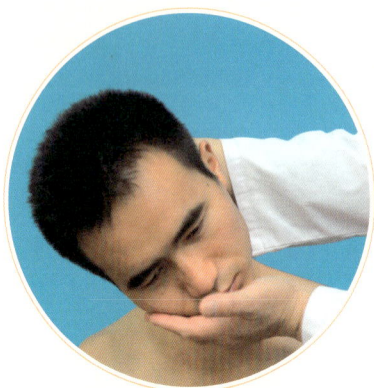

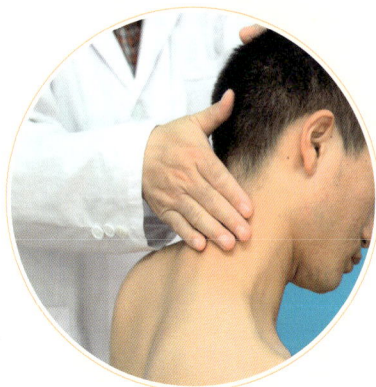

图 3-1-13　颈部扳法

图 3-1-14　擦颈部

（翟伟　任秋兰　王琦）

第二节　颈椎病

概述

颈椎病又称颈椎综合征，是由于颈椎间盘退行性改变、颈椎骨赘形成及颈部损伤等原因引起的脊柱内外平衡失调，刺激或压迫颈神经根、脊髓、椎动脉或交感神经而引起的一组综合征。为中老年人的常见病、多发病。本病属中医学"项筋急"、"项肩痛"、"眩晕"等范畴。

病因病机

1. 慢性损伤及退变

颈部慢性损伤，如长期伏案工作者，导致颈椎退变。颈椎间盘的退变使椎间隙变窄，关节囊和前、后韧带松弛，脊椎稳定性下降，钩椎关节、椎间关节和椎体发生代偿性增生。骨赘直接压迫颈部神经或血管，也可刺激周围组织，使周围组织发生充血、肿胀而产生症状。

2. 急性损伤

各种急性损伤，如扭伤、挥鞭伤、撞击伤等，都可造成椎间盘、韧带或关节囊等组织结构不同程度的损伤，使脊椎稳定性下降，促使颈椎发生代偿性增生，增生物直接或间接刺激、压迫神经或血管而产生临床症状。

3. 畸形

颈椎先天性畸形，也可导致颈椎病，如颈椎先天性椎管狭窄、椎体融合、齿状突发育不良等。或严重的解剖学变异由于改变了颈椎受力状态，可造成相邻椎骨产生应力集中或活动度加大，加速了退变过程。

此外，颈项部受寒冷刺激，使肌肉、血管痉挛收缩，造成局部循环障碍，加剧刺激或压迫，而产生一系列临床症状。（图 3-2-1）

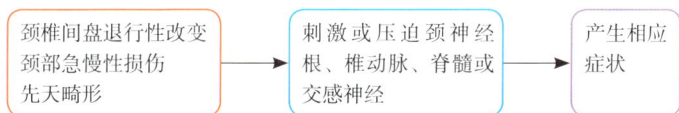

图 3-2-1　颈椎病病因病机

临床表现

根据受累组织和结构的不同，颈椎病可分为：颈型、神经根型、椎动脉型、交感型、脊髓型。两种以上类型同时存在，称为"混合型"（表 3-2-1）。

表 3-2-1　颈椎病临床表现

分型	颈型	神经根型	椎动脉型	交感神经型	脊髓型
病因	姿势性劳损伏案工作劳累过度	骨质增生、软组织变性、外伤	椎动脉受压椎基底动脉供血不足	神经紧张思虑过度	椎间盘突出脊髓受压，多见于急性损伤
年龄	青少年开始	中青年开始	多见于中年	中年	中老年

分型	颈型	神经根型	椎动脉型	交感神经型	脊髓型
病变	颈肩肌群	椎间孔变窄	椎-基底动脉	颈交感神经	椎管狭窄
部位	颈肩软组织	颈脊神经受压，多见于4~7颈椎	系供血紊乱	颈部受损	脊髓受压、炎症水肿、供血障碍
主要症状	颈肩肌群沉重疼痛、上肢麻木、无力或伴有头痛、眩晕	头颈、肩及上肢疼痛、麻木，不可持物，也可出现肌肉萎缩	头痛、眩晕、记忆力减退，头转一侧时，头晕加重	烦躁、口干、失眠、多梦、头痛、眩晕、多汗、心律失常、血压不稳	下肢跛行无力或瘫痪，上肢麻木无力，可肌萎缩

治疗

治疗原则

舒经通络，活血化瘀，理筋整复。

手法操作

▶ 患者取坐位，医者站其后。用㨰法放松患者颈、肩背部的肌肉 3~4 分钟

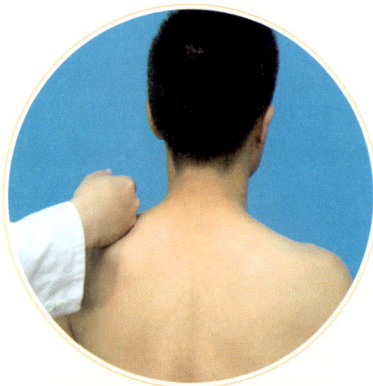

图 3-2-2 㨰颈肩部

▶ 然后用拇指与食中三指拿捏颈项两旁的软组织由上而下操作 10 遍

图 3-2-3　拇指与食中三指拿捏颈项

图 3-2-4　拇指指腹点揉风池穴

◀ 用拇指指腹点揉风池穴 1 分钟，以酸胀感向头顶放散为佳

▶ 再点揉太阳（图 3-2-5）、百会（图 3-2-6）、风府、天宗、曲池、合谷（图 3-2-7）等穴，每穴 1 分钟，以局部酸胀为度

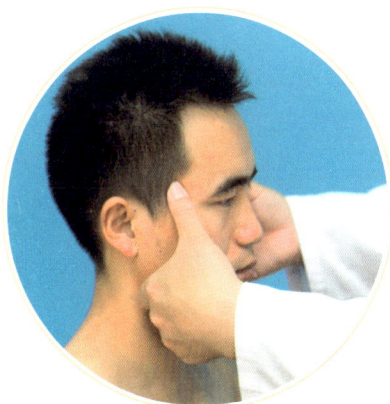

图 3-2-5　拇指指腹点揉太阳穴

图 3-2-6　拇指指腹点揉百会穴

图 3-2-7　拇指指腹点揉合谷穴

▶ 弹拨缺盆（图3-2-8）、极泉（图3-2-9）、小海（图3-2-10）穴，以手指有触电样感为宜

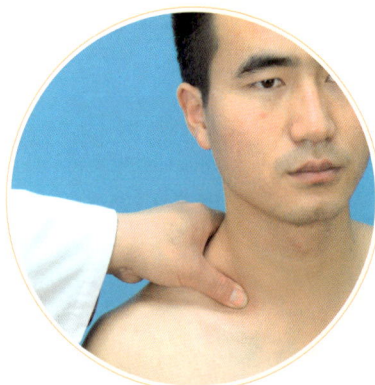

图 3-2-8　弹拨缺盆穴

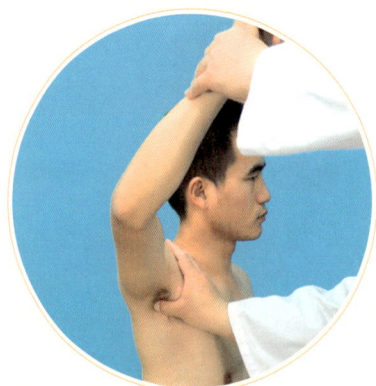

图 3-2-9　弹拨极泉穴

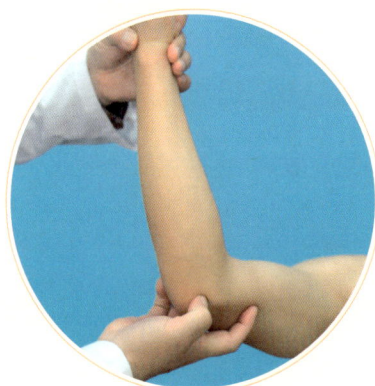

图 3-2-10　弹拨小海穴

▼ 医者两前臂尺侧放于患者两肩部并向下用力，双手拇指顶按在风池穴上方，其余四指及手掌托住下颌部，嘱患者身体下沉，医者双手向上用力，前臂与手同时向相反方向用力，把颈牵开，持续20秒

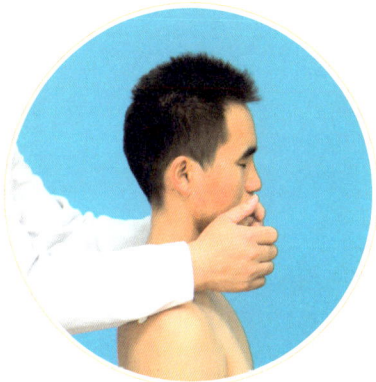

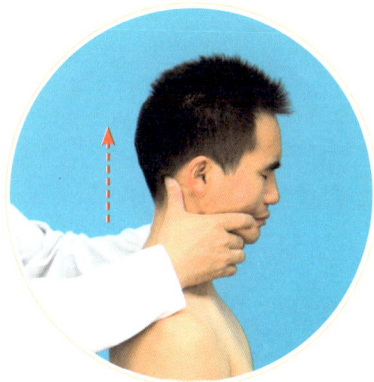

图3-2-11　牵引颈部

▶ 接上势，边牵引边使头颈部前屈、后伸及左右旋转，其动度由小逐渐加大，当达到最大限度结束，反复5次

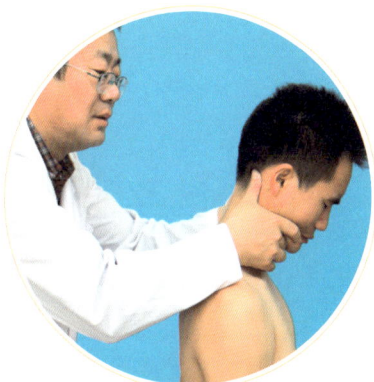

图3-2-12　前屈、后伸及左右旋转

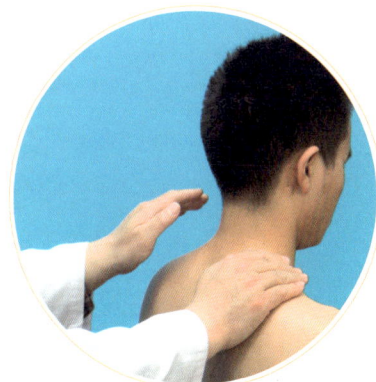

◀ 拍打肩背部，约2分钟

图3-2-13　拍打肩背部

▶ 搓揉患肢肌肉，往返 4 次

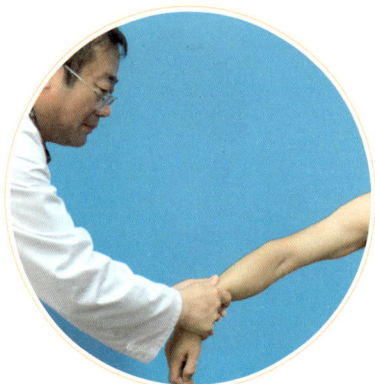

图 3-2-14　搓揉患肢肌肉

◀ 牵抖上肢 20 次

图 3-2-15　牵抖上肢

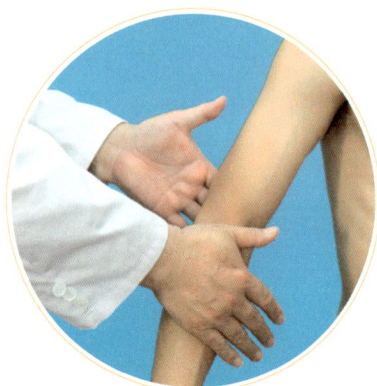

（翟伟　任秋兰　王琦）

第三节　项背肌筋膜炎

概述

　　项背肌筋膜炎又称项背肌纤维组织炎或肌肉风湿症，一般是指筋膜、肌肉、肌腱和韧带等软组织的无菌性炎症，引起项背部疼痛、僵硬、活动受限等症状。

病因病机

　　项背部急性损伤后，使肌筋膜组织产生炎症、水肿、粘连、变性，以后逐渐纤维化，形成瘢痕，经络气血运行不畅而发为本病。长期的慢性劳损，如伏案低头作业，使肌肉长时间过度紧张、痉挛，虽损伤轻微，病变部位小，但在肌肉筋膜组织中产生变性、肥厚，形成纤维小结而引起较广泛的疼痛。

久卧湿地，贪凉或劳累后复感寒邪，寒凝血滞，使肌筋气血运行不畅，经络痹阻不通，可导致项背肌筋膜炎发生，故项背肌筋膜炎患者对天气变化较敏感（图 3-3-1）。

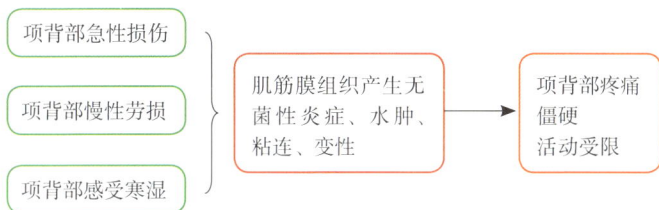

图 3-3-1　项背肌筋膜炎病因病机

临床表现

项背部酸痛不适，肌肉僵硬板滞，或有重压感，向一侧或两侧背部与肩胛之间放射。晨起或天气变化及受凉后症状加重，活动后则疼痛减轻，反复发作。急性发作时，局部肌肉紧张、痉挛，项背部活动受限（图 3-3-2）。

图 3-3-2　项背肌筋膜炎临床表现

治疗

治疗原则

舒筋通络，行气活血，解痉止痛。

手法操作

▶ 患者坐位，医者站于患者背后，先用一指禅推法推颈项督脉颈夹脊及膀胱经，从上至下 3~5 遍

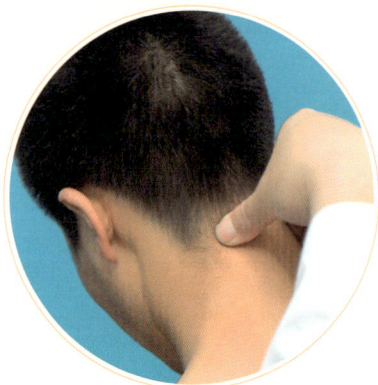

图 3-3-3 一指禅推法推颈项

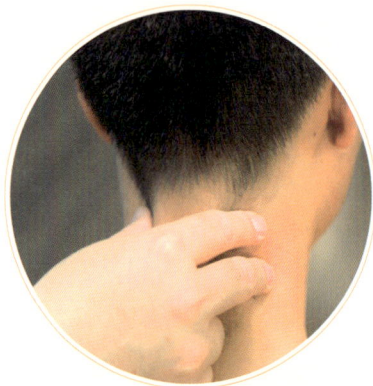

◀ 然后再拿揉项部肌筋 2~3 分钟，并配合颈项屈伸及旋转运动

图 3-3-4 拿揉项部肌筋

▼ 用拇指按揉风府（图 3-3-5）、风池（图 3-3-6）、肩井、风门、肺俞（图 3-3-7）、心俞（图 3-3-8）等穴及痛点，以酸胀感为度，可解痉止痛

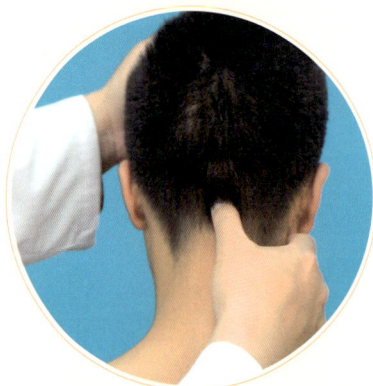

图 3-3-5 拇指按揉风府穴

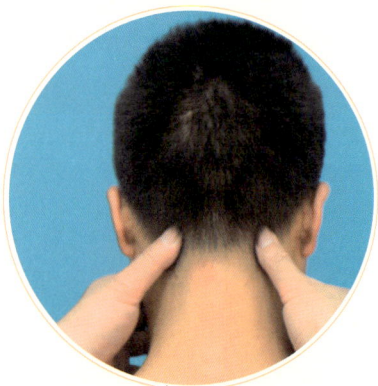

图 3-3-6 拇指按揉风池穴

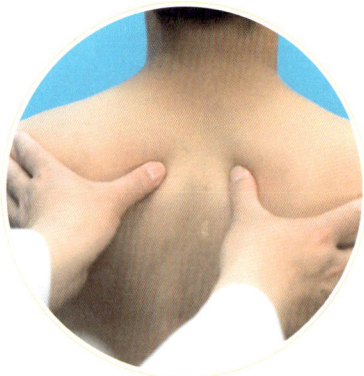

图 3-3-7　拇指按揉肺俞穴

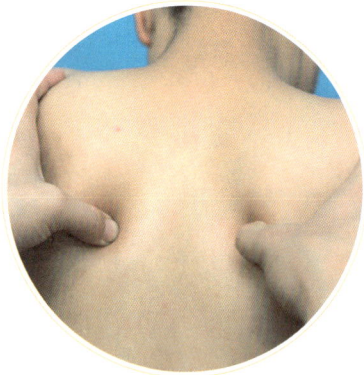

图 3-3-8　拇指按揉心俞穴

▼　然后施拇指弹拨手法于肌痉挛处（图 3-3-9）或痛点（图 3-3-10），每处弹拨 3~5 次，力达病所，可以松解粘连，缓解肌痉挛，有良好的止痛效果

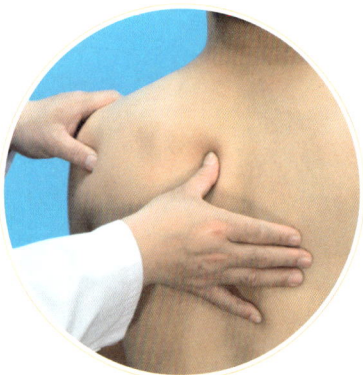

图 3-3-9　拇指弹拨肌痉挛处

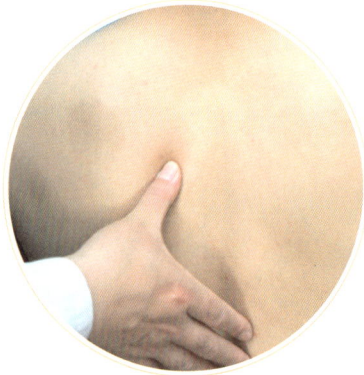

图 3-3-10　拇指弹拨痛点处

▶　活动颈椎，使颈椎屈伸、左右侧屈及旋转等运动，滑利关节；然后采用颈胸椎微调手法，如斜扳（图 3-3-11）、侧扳（图 3-3-12）及胸椎扩胸扳法（图 3-3-13）和对抗扳法（图 3-3-14），力度要求轻巧灵活，无任何不适感，从而达到理筋整复的目的

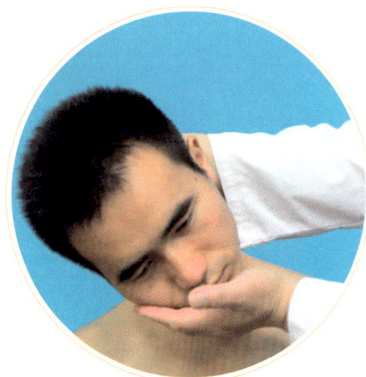

图 3-3-11　颈椎斜扳

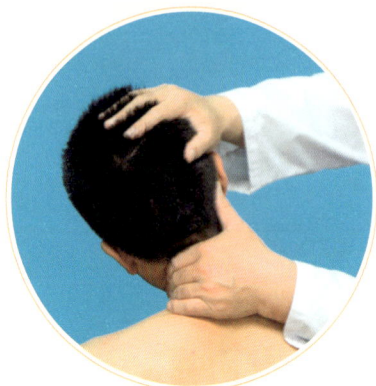

图 3-3-12　颈椎侧扳

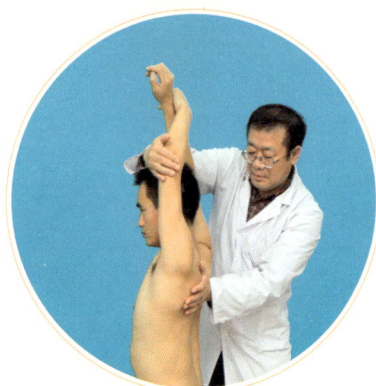

图 3-3-13　胸椎扩胸扳法

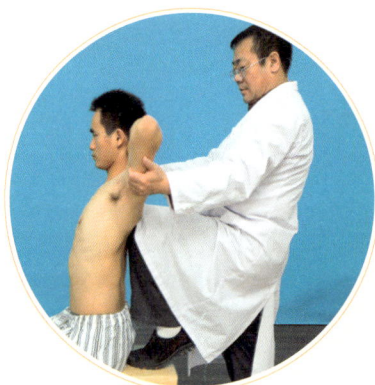

图 3-3-14　胸椎对抗扳法

图 3-3-15　拿揉斜方肌

图 3-3-16　拿揉肩井

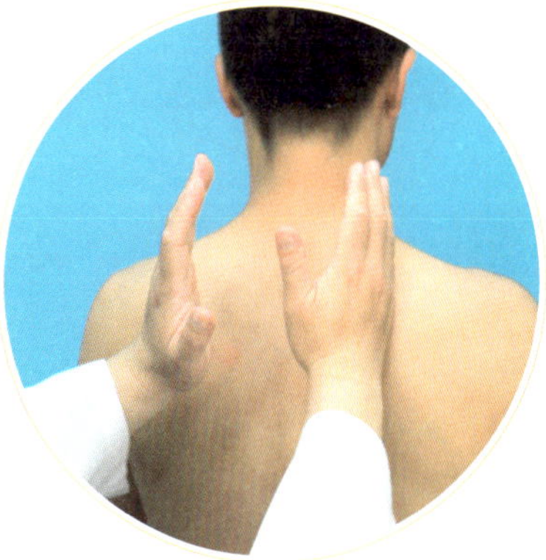

图 3-3-17 小鱼际叩击项背部

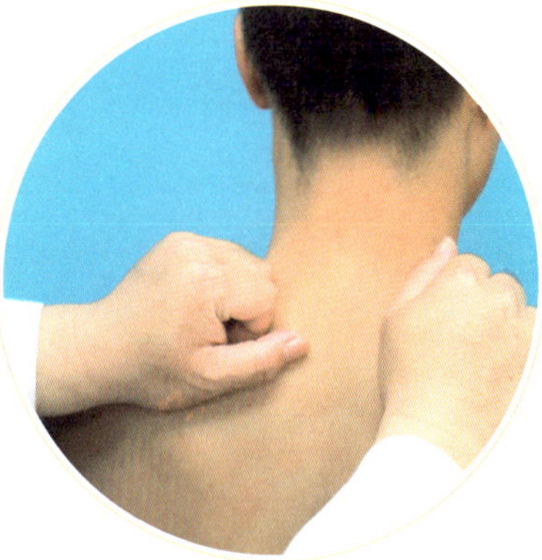

图 3-3-18 空拳拳眼叩击项背部

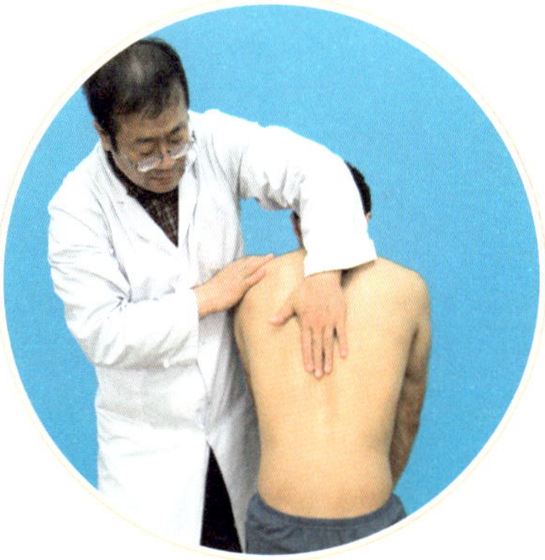

图 3-3-19 直擦督脉

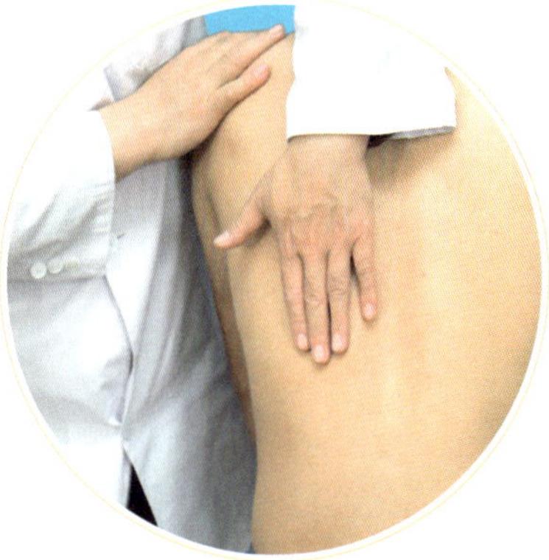

图 3-3-20 直擦膀胱经

▲ 揉项背部，重点在斜方肌和菱形肌，反复3~5遍；然后拿揉斜方肌（图3-3-15），提拿肩井（图3-3-16）2~3分钟；最后用小鱼际或空拳拳眼轻叩击项背部（图3-3-17、图3-3-18）；直擦督脉（图3-3-19）和膀胱经（图3-3-20），结束治疗

（翟伟 任秋兰 王琦）

第四节　胸椎小关节紊乱症

概述

　　胸椎小关节紊乱症，是指胸椎小关节在旋转外力的作用下，发生解剖位置的改变，表现为关节囊滑膜嵌顿，形成的不全脱位，且不能自行复位而导致的疼痛和功能受限等症状的一种病症。临床又称胸椎小关节错缝、胸椎小关节机能紊乱、胸椎小关节滑膜嵌顿。多发生在胸椎 3~7 节段，女性发病率多于男性，青壮年较常见。

病因病机

1. 急性外伤

　　有明显的外伤史，多因持物扭转或撞击，使胸椎后关节发生错位，导致关节滑膜、韧带、神经、血管等受到嵌顿挤压、牵拉等刺激，发生紊乱，并且反射性地引起肌肉痉挛。

2. 慢性劳损

　　（1）由于胸椎间盘退变变薄，椎间隙变窄，胸椎后关节的关节囊，韧带松弛，而使胸椎后关节发生错位。

　　（2）长期在不协调姿势下工作、学习，使背部软组织经常处于过度收缩、牵拉、扭转，而发生慢性劳损。由于这些软组织的紧张，痉挛等外平衡的不协调，促使内平衡不协调，导致胸椎后关节发生错位。

　　（3）外伤后未经及时治疗，风寒湿邪侵入背部的经络、肌肉，导致肌肉痉挛，气滞血瘀，日久胸脊椎的内外平衡失调，后关节发生错位（图 3-4-1）。

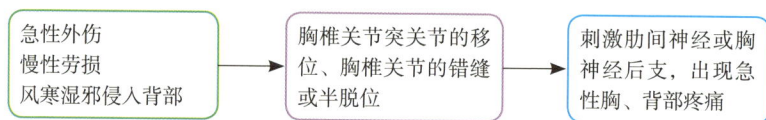

急性外伤 慢性劳损 风寒湿邪侵入背部	→	胸椎关节突关节的移位、胸椎关节的错缝或半脱位	→	刺激肋间神经或胸神经后支，出现急性胸、背部疼痛

图 3-4-1　胸椎小关节紊乱病因病机

临床表现

典型患者在发病时，往往可闻及胸椎小关节在突然错位时的"喀嚓"声响，轻者表现错位节段局部明显疼痛和不适，重者可引起韧带撕裂、后关节错位，表现为"岔气"，牵掣颈肩作痛，且感季肋部疼痛不适、胸闷、胸部压迫堵塞感，夜里翻身困难，以及相应脊神经支配区域组织的感觉和运动功能障碍。部分患者可出现脊柱水平有关脏腑反射性疼痛，如胆囊、胃区疼痛。

急性胸椎小关节紊乱，患者呈痛苦面容，头颈仰俯、转侧困难，常保持固定体位（多为前倾位），不能随意转动；受损胸椎节段棘突有压痛、叩击痛和椎旁压痛，深吸气疼痛加重，棘突偏离脊柱中轴线，后凸隆起或凹陷等。受损胸椎节段椎旁软组织可有触痛，可触及痛性结节或条索状物。

治疗

治疗原则

舒筋通络，理筋整复。

手法操作

▶ 患者俯卧，医者站于一侧，在胸椎棘突两旁，以错位病变节段为中心，以一指禅推法（图3-4-2）、㨰法（图3-4-3）、弹拨法松解肌痉挛（图3-4-4）10分钟左右。

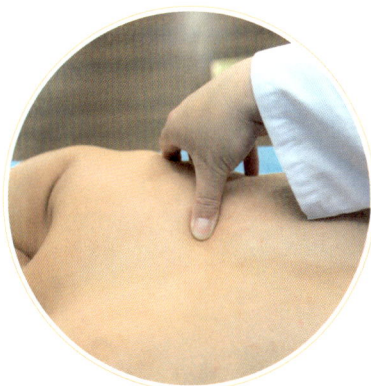

图 3-4-2　一指禅推法

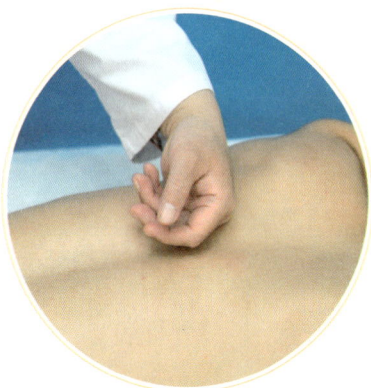

图 3-4-3　揉背部

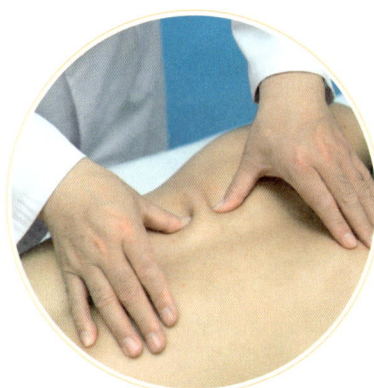

图 3-4-4　弹拨法松解肌痉挛

▶　患者俯卧，自然放松。医者
站立于患者患侧，右手掌根按压患椎
棘突，左手置于右手背上，嘱患者深
呼吸，医者双手掌根随呼气渐向下用
力，于呼气末时，右手掌根向下方给
予一小幅度的推冲动作，此时可闻及
关节整复的响声。适用于中下段胸椎
的调整。

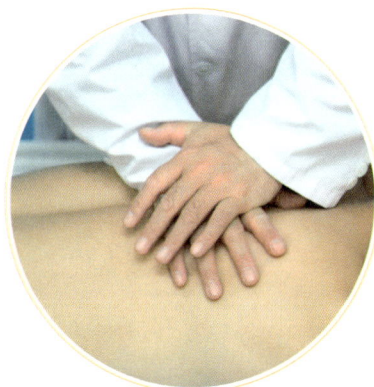

图 3-4-5　压颤法

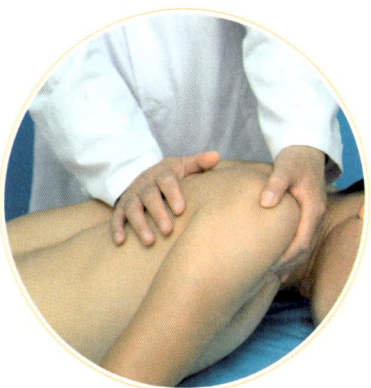

图 3-4-6　胸椎扳法

◀　患者俯卧，医者站立于患者
患侧。右手掌按压在患椎棘突，左手
掌或前臂内侧托住天突穴下胸骨正中
托离床面，然后瞬间发力，双手反向
用力，使胸椎再后伸扩大 5°~10°。适
用于下段胸椎的调整

▶ 患者坐位，双上肢上举，两手掌前后相叠。医者站立于患者侧后方，左手拇指按住患椎棘突，右手臂按抵住患者的两臂肘关节处。然后医者双手瞬间发力，左手前推，右手后扳，使之复位。——适用于上段胸椎的调整

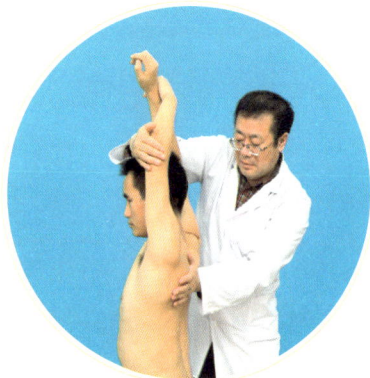

图3-4-7　胸椎复位

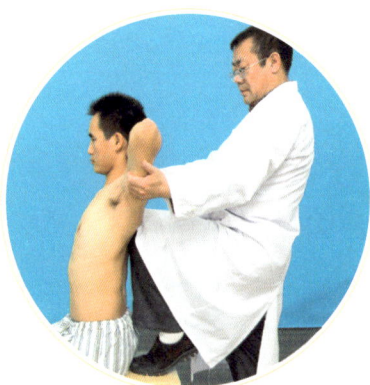

图3-4-8　胸椎对抗复位

◀ 患者坐在方凳上，让患者十指相扣置于颈项部。医者在其身后，两手抓住患者双肘，膝关节顶在患者偏歪或后凸的棘突上，两手徐徐用力向后牵引，至牵引到最大限度时，膝顶与双手的后扳瞬间发力，此时可听见咔嗒响声。适用于中上段胸椎

▶ 手法调整成功后，可酌情配合用擦法，透热为度

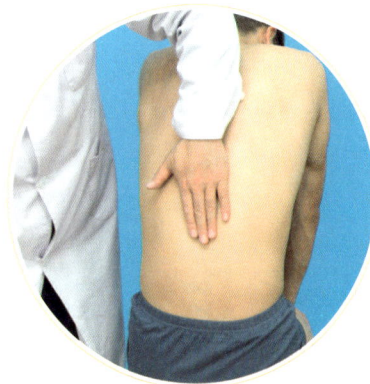

图3-4-9　擦法

（翟伟　任秋兰　王琦）

第五节　肩关节周围炎

概述

　　肩关节周围炎又称"五十肩"、"漏肩风"、"冻结肩"和"肩凝症"，是指肩关节囊和关节周围软组织损伤、退变而引起的一种慢性无菌性炎症，为临床上常见病、多发病，以肩部疼痛和肩关节运动功能障碍为其主要临床表现。本病以体力劳动者多见，好发年龄在 50 岁左右的女性，单侧发病多见，偶见双侧同病。

病因病机

1. 外因

　　（1）感受风寒湿邪：因汗出当风，睡卧露肩，感受风寒湿邪，邪阻经脉，不通则痛。

　　（2）慢性劳损：长期慢性劳损导致肩部退行性变。

　　（3）外伤：如外伤造成肱骨外髁颈骨折、肩关节脱位，因固定时间太长，或在固定期间不注意肩关节的功能锻炼，而引起气血瘀滞。

2. 内因

　　五旬之人，肾气亏虚，气血不足，血不荣筋，筋失所养，久而久之，则筋脉拘急而不用（图 3-5-1）。

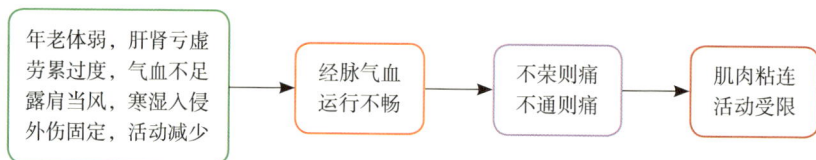

年老体弱，肝肾亏虚 劳累过度，气血不足 露肩当风，寒湿入侵 外伤固定，活动减少	→	经脉气血 运行不畅	→	不荣则痛 不通则痛	→	肌肉粘连 活动受限

图 3-5-1　肩关节周围炎病因病机

(临)(床)(表)(现)

　　临床表现以肩部疼痛、运动功能障碍为主，久可出现废用性肌萎缩。可分为早、中、晚三期。早期：患者仅感肩部酸痛或轻度的僵硬感觉，运动功能良好，遇热舒适，遇寒加重。中期：肩部疼痛逐渐加剧，为针刺或刀割样痛，或为冷痛，夜间尤甚。患者常诉后半夜痛醒，不能向患侧侧卧，翻身困难。疼痛可累及整个肩部，并向颈背、上肢放散，关节向各方向活动均受限，尤以外展、上举和后伸更为明显。晚期：由于关节囊及肩周软组织的粘连，肩关节各方向的主动和被动活动均受限，肩关节外展时出现典型的"扛肩"现象，导致梳头、穿脱衣服、洗脸、搔痒、叉腰等动作均难以完成，严重影响日常生活。病情较久者，患肩出现肩臂肌肉萎缩，僵硬，肩峰突起。肌肉萎缩尤以三角肌、冈上肌明显（图3-5-2）。

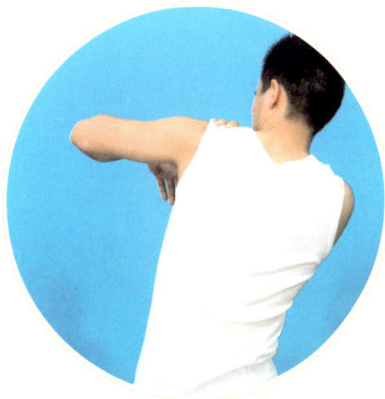

图 3-5-2　肩关节周围炎临床表现

治疗

◎ 治疗原则

　　舒通经络，活血止痛，松解粘连，滑利关节。

操作方法

▶ 患者取坐位，医者一手擦患肢肩
前部（图3-5-3），重点在结节间沟及三角
肌前束，另一手托患肘，配合肩关节上举、
外展、内旋、外旋等被动运动；一手擦肩
外侧，重点在肱骨大结节，三角肌粗隆处
（图3-5-4），另一手握住患肢上臂，配合
肩关节上举、外展、内收；按压天宗、拿
腋后壁（图3-5-5）。时间10分钟

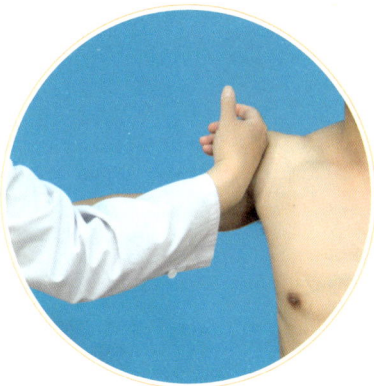

图 3-5-3 擦患肢肩前部

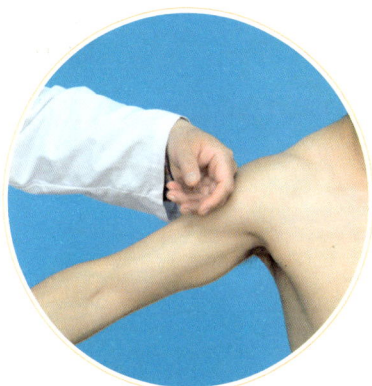

图 3-5-4 擦肩外侧、肱骨大结节，
三角肌粗隆处

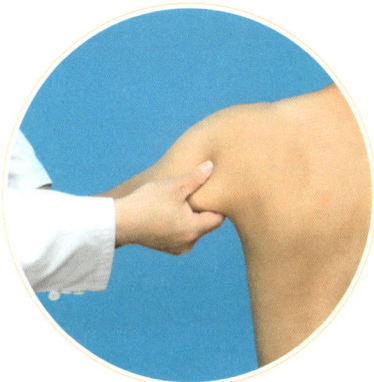

图 3-5-5 拿腋后壁

▼ 按揉阿是穴、肩井（图3-5-6）、天宗（图3-5-7）、秉风、肩髃（图3-5-8）、
肩贞、肩髎（图3-5-9）、曲池（图3-5-10）、手三里（图3-5-11）、合谷

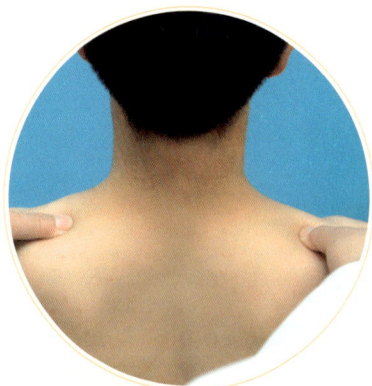

图 3-5-6 按揉肩井

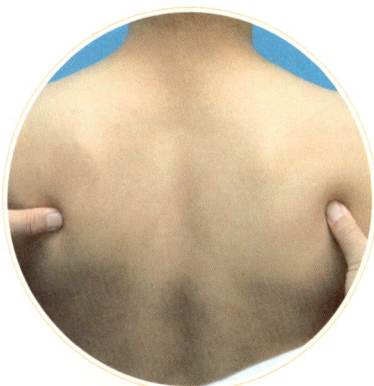

图 3-5-7 按揉天宗

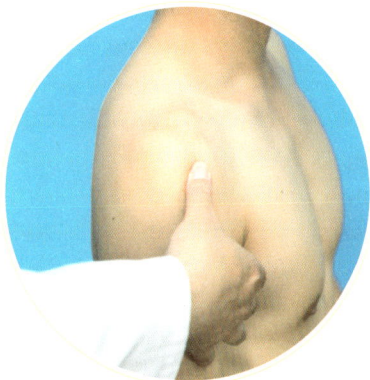

图 3-5-8　按揉肩髃

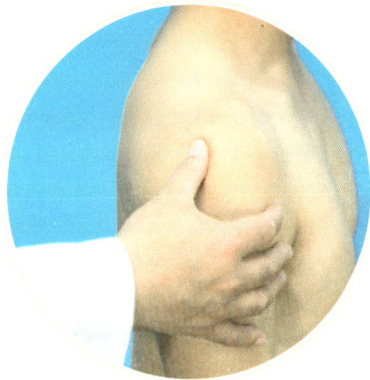

图 3-5-9　按揉肩髎

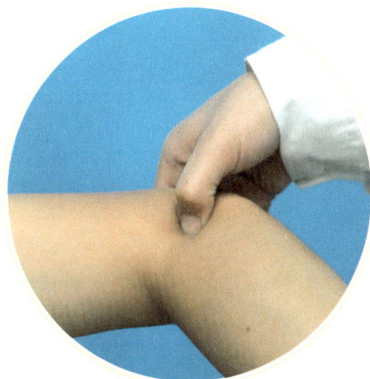

图 3-5-10　按揉曲池

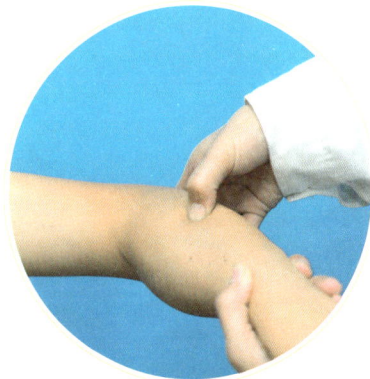

图 3-5-11　按揉手三里

▼ 拿肩井（图 3-5-12）、极泉穴、肩及上肢肌肉（图 3-5-13）

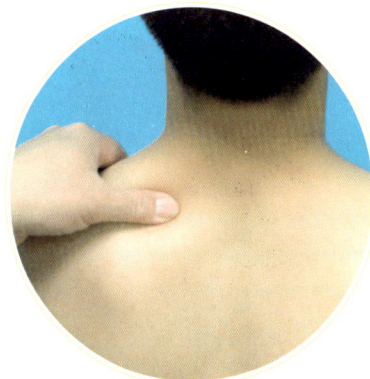

图 3-5-12　拿肩井

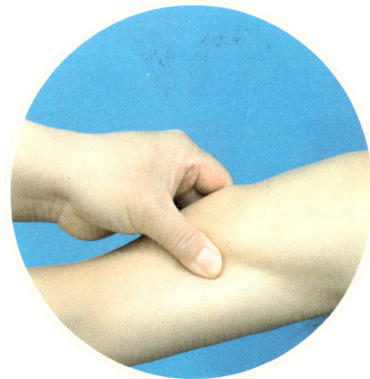

图 3-5-13　拿上肢肌肉

► 弹拨阿是穴，每穴 2 分钟

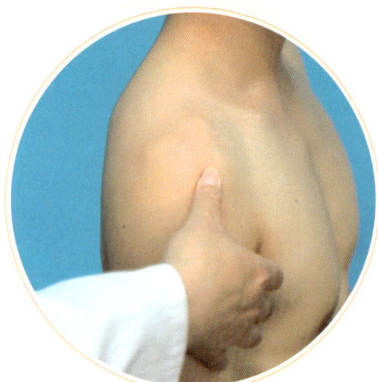

图3-5-14　弹拨阿是穴

▼ 托肘摇肩关节，顺、逆时针各摇 5 遍，幅度由小到大（图 3-5-15、图 3-5-16）

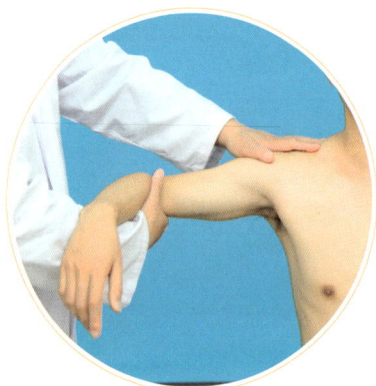

图3-5-15　摇肩关节

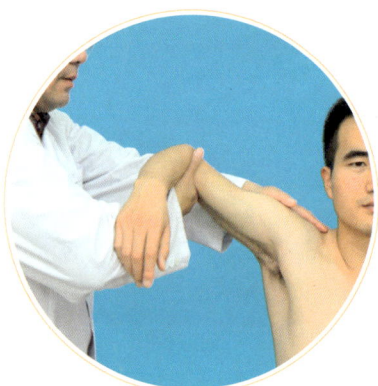

图3-5-16　摇肩关节

图3-5-17　肩关节内收扳法

图3-5-18　肩关节前屈扳法

图 3-5-19　肩关节外展扳法

图 3-5-20　肩关节后伸扳法

▲　扳肩关节，内收（图 3-5-17）、前屈（图 3-5-18）、外展（图 3-5-19）、后伸（图 3-5-20）各方向均扳 5~10 次，幅度由小到大，以患者能忍受为度

▶　擦肩部，以局部透热为度

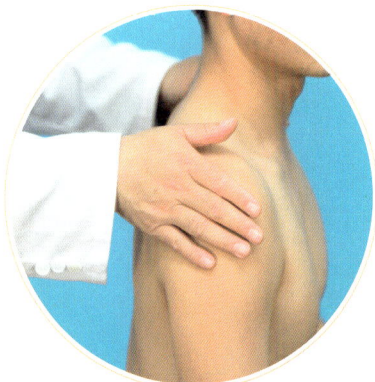

图 3-5-21　擦肩部

▼　搓肩部及上肢，上下往返 3~5 遍（图 3-5-22、图 3-5-23）

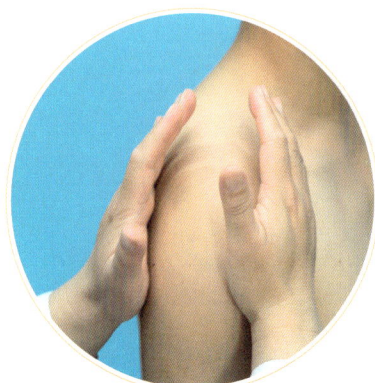

图 3-5-22　搓肩部

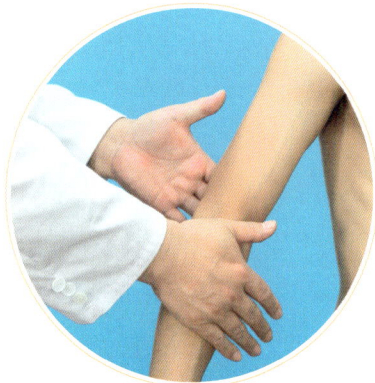

图 3-5-23　搓上肢

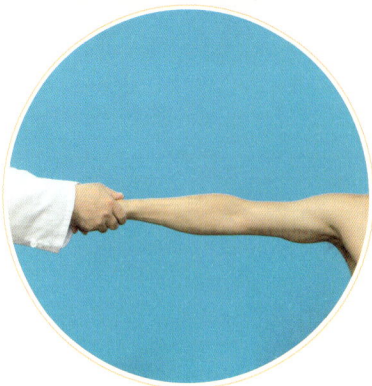

▼ 抖上肢 1 分钟

a   b

图 3-5-24　抖上肢

（翟伟　任秋兰　王琦）

第六节　肱骨外上髁炎

概述

肱骨外上髁炎是指因急慢性损伤而导致肱骨外上髁周围软组织无菌性炎症，以肘关节外侧疼痛及旋前功能受限为主要表现的疾病。好发于网球运动员，故又名网球肘。属中医"肘部筋伤"范畴。

病因病机

中医学认为本病是由于素体气血虚弱，久劳，风寒湿之邪客于肘部筋络，致经筋凝结，气血瘀滞，血不荣筋，肌肉失去温煦，筋骨失于濡养而发此病。西医认为本病因前臂过力旋前、旋后动作，加之伸腕动作使桡侧腕伸肌附着处产生慢性劳损及牵拉，引起局部出现充血、水肿、渗出、粘连的病理改变（图 3-6-1）。

内因：气血虚弱，血不荣筋，肌肉失去温煦，筋骨失于濡养。

外因：肱骨外上髁腕伸肌附着点慢性劳损及牵拉。

局部充血、水肿、渗出、粘连

图 3-6-1　肱骨外上髁炎病因病机

临床表现

肱骨外上髁及肱桡关节附近疼痛，尤其在前臂旋转，腕关节主动背伸时疼痛更为明显，疼痛可沿前臂扩散，旋前动作（提水、拧毛巾）功能受限、乏力。肘关节局部有固定明显的压痛点（图 3-6-2）。

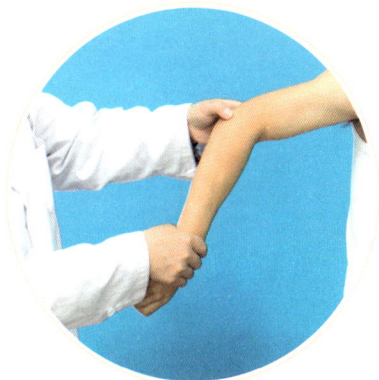

图 3-6-2　肱骨外上髁炎临床表现

治疗

治疗原则

舒筋活血，松解粘连，通络止痛。

操作方法

▶ 擦前臂背侧：患者坐位或仰卧位，医者站于患侧，一手持患者腕部，另一手以第五掌指关节突起为着力点，以小指、无名指、中指及食指的掌指关节背侧为滚动着力面，从肘部沿前臂伸肌群做擦法，前臂主动前后推旋，带动腕关节小幅度的屈伸。时间约 5 分钟，以舒筋通络

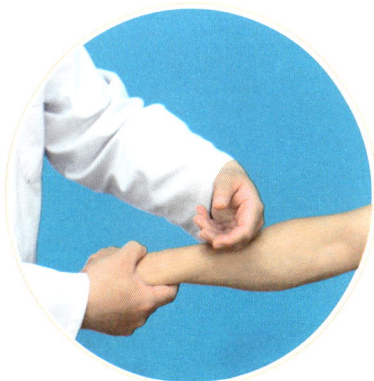

图 3-6-3　擦前臂背侧

▶ 点揉前臂穴位：患者坐位或仰卧位，医者站于患侧，一手持患者腕部，另一手拇指指腹分别点揉曲池（图3-6-4）、手三里（图3-6-5）、尺泽（图3-6-6）、小海（图3-6-7）、少海（图3-6-8）、合谷穴（图3-6-9），每穴均以局部酸胀为度，时间共5分钟左右

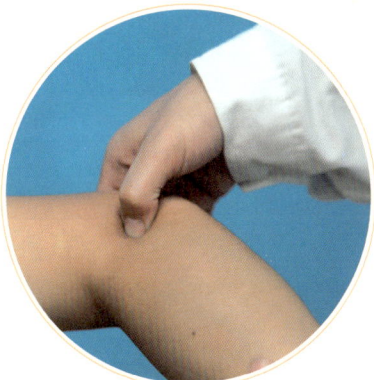

图3-6-4 点曲池

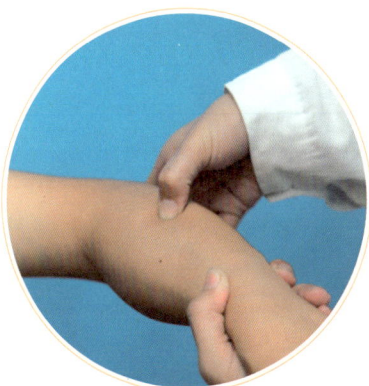

图3-6-5 点手三里

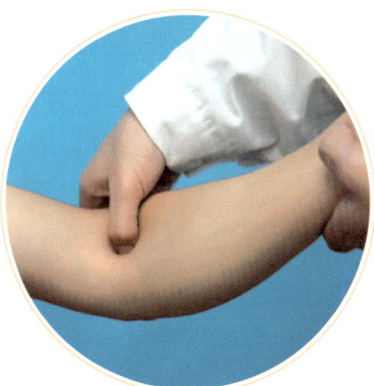

图3-6-6 点尺泽

图3-6-7 点小海

图3-6-8 点少海

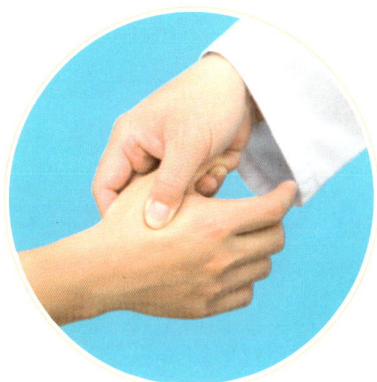

图 3-6-9　点合谷

▶ 弹拨腕伸肌：患者坐位或仰卧位，医者一手持患者腕部呈前臂旋后位，另一手拇指端压于肱骨外上髁前方，其余四指放于肘关节内侧，从肘部向腕部方向弹拨腕伸肌，以局部酸胀为度，约 3 分钟

图 3-6-10　弹拨腕伸肌

（翟伟　任秋兰　王琦）

第七节　腕管综合征

概述

　　腕管综合征是指因腕管内组织增生或移位，腕管狭窄，压力增高，使正中神经在腕管内受压所引起的桡侧 3 个半手指麻木、疼痛等症状。又称"正中神经挤压征"，本病好发于女性，一般为单侧发病，偶可双侧发病。

病因病机

腕关节掌侧有腕横韧带，该韧带与腕骨构成一个骨纤维腕管，有一定的容积，管内有正中神经和 9 条指屈肌腱通过。正常情况下，正中神经不受影响。如果腕部外伤（骨折、脱位），改变了腕管的形状，减少了腕管原有的容积；或者腕管内各种炎症、渗出、增生、肿物使腕管内容物增加。就会造成腕管内压力增高，正中神经受压而产生神经功能障碍

临床表现

腕部正中神经支配区域内疼痛、运动、感觉障碍等症状。

1. 初期桡侧三个半手指（拇、食、中、1/2 环指）感觉异样、麻木、刺痛。晨起、夜间、劳累时加重。

2. 后期出现大鱼际肌萎缩、麻痹及肌力减弱，拇指对掌功能障碍。

治疗

治疗原则

舒筋通络，活血化瘀。

操作方法

▶ 患者正坐位，医者先用拇指点按曲泽、内关、大陵、鱼际等穴；用一指禅推法或𢪚法、按揉法在前臂掌侧内关穴往返治疗，在腕管及大鱼际处应重点治疗，手法先轻后重；用捻法和㧟法推拿手指（图 3-7-1～图 3-7-3）

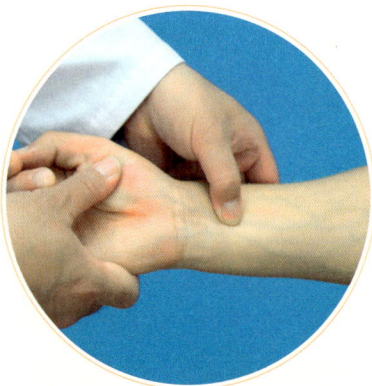

图 3-7-1　拇指点按内关穴

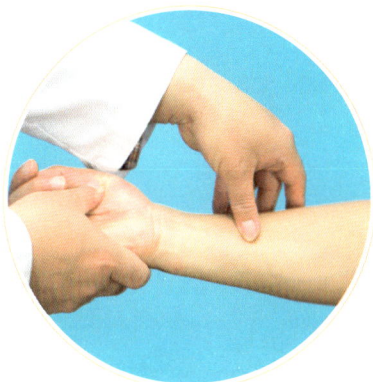

图 3-7-2　一指禅推前臂掌侧

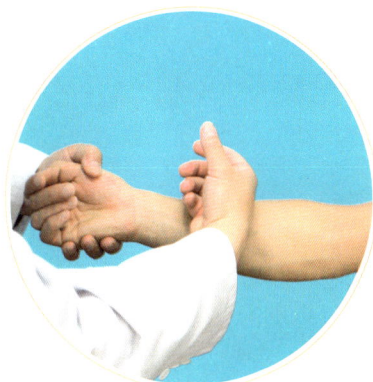

图 3-7-3　滚法前臂掌侧

▶　患者正坐位，前臂处于旋前位，手背朝上。医者双手握患者掌部，而拇指平放于腕关节的背侧，以拇指端按压在腕关节间隙内。在拔伸情况下摇动腕关节，然后在拇指按压下将手腕背伸到最大限度，随即屈曲，并左右各旋转其手腕 3~4 次（图 3-7-4、图 3-7-5）

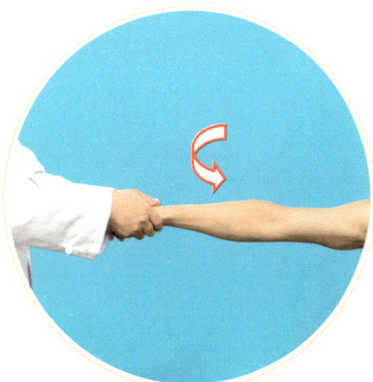

图 3-7-4　拔伸

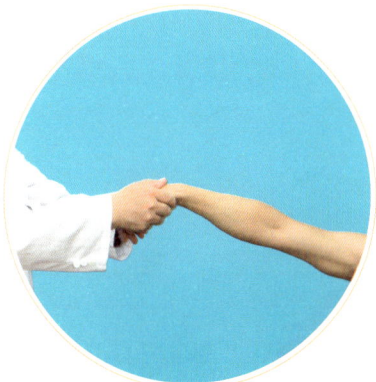

图 3-7-5　拔伸情况下摇动腕关节

▶　可用擦法擦腕掌部，以达到舒筋通络，活血化瘀的目的

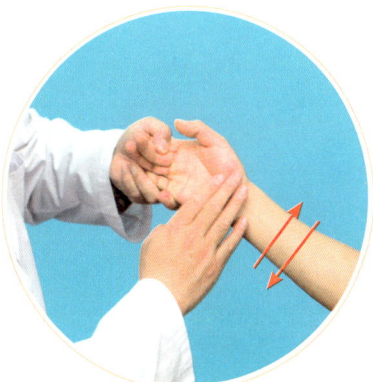

图 3-7-6　擦腕掌部

（翟伟　任秋兰　王琦）

135

第八节　急性腰扭伤

概述

　　急性腰扭伤是指因劳动或运动时，腰部肌肉、筋膜、韧带、椎间小关节、腰骶关节的急性损伤，多为承受超负荷扭转或牵拉等间接外力所致。俗称"闪腰""岔气"，是临床常见病、多发病。多发于青壮年体力劳动者、长期从事弯腰作业、平素缺少体力劳动锻炼、或偶尔运动的人群，用力不当也会引起损伤。男性较女性为多。属中医"腰痛"范畴。本病治疗及时，手法恰当，治疗效果极佳，若处理不当，或治疗不及时，可导致慢性劳损。

病因病机

　　腰部急性损伤多因突然感受暴力所致，或由于腰部活动时姿势不正确，用力不当，或用力过度，或搬运抬扛重物时，肌肉配合不协调，以及跌仆闪挫，使腰部肌肉、韧带受到剧烈地扭转、牵拉等，均可使腰部受伤（图3-8-1）。

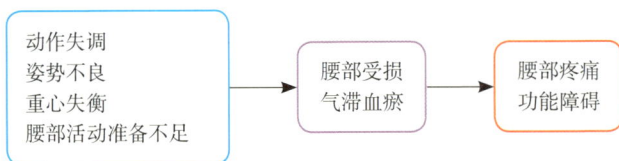

图 3-8-1　急性腰扭伤病因病机

临床表现

　　腰部扭伤史，或慢性劳损急性发作。腰部一侧或两侧疼痛剧烈，呈持续性，部位局限固定，患者多能准确指出疼痛部位。腰部活动、咳嗽、打

图 3-8-2　腰扭伤临床表现

喷嚏，甚至深呼吸时疼痛加剧。轻者伤时疼痛不明显，数小时后或次晨疼痛加剧，不能起床或活动；严重者腰部当即呈撕裂样疼痛，不能坐立、行走，疼痛有时可涉及一侧或两侧臀部及大腿后侧。腰肌呈紧张状态，常见一侧肌肉高于另一侧。有时见脊柱腰段生理性前曲消失，甚至出现侧曲（图 3-8-2）。

治疗

治疗原则

舒筋通络，解痉止痛，理筋整复。

操作方法

▶　患者取俯卧位，医者立于其一侧，以㨰法、按法、揉法在腰骶患部交替操作，时间约 5~8 分钟（图 3-8-3~ 图 3-8-5）

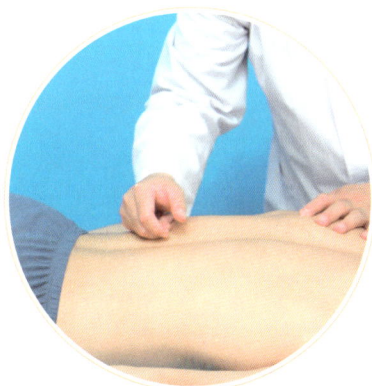

图 3-8-3　㨰腰背部

图 3-8-4 按腰背部

图 3-8-5 揉腰骶患部

▶ 医者沿损伤相应节段的督脉穴位、两侧华佗夹脊穴及膀胱经，按揉穴位，产生良性刺激。时间约3~5分钟

图 3-8-6 按揉腰背部穴位

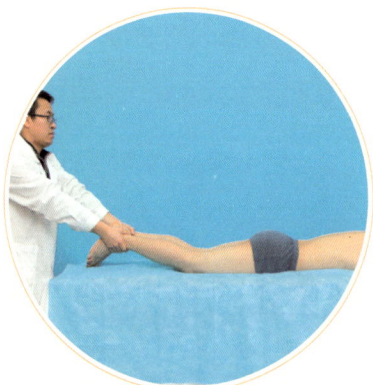

▼ 患者俯卧，双手扶住床头，医者站于患者足侧，双手握足踝部，与患者相向用力，使关节突关节微微牵动复位。也可采用腰椎斜扳手法（图3-8-7、图3-8-8）

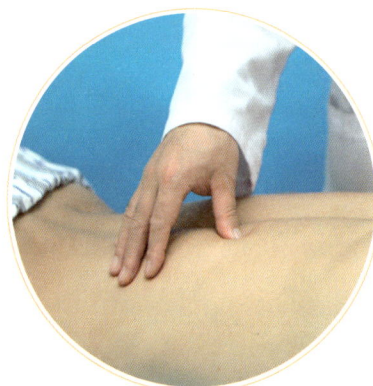

图 3-8-7 腰部牵拉拔伸

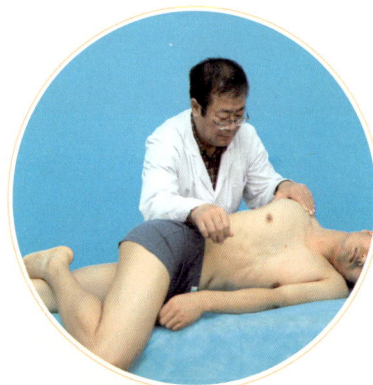

图 3-8-8 腰椎斜扳手法

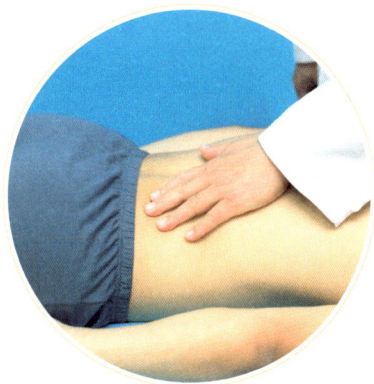

▶ 暴露背部皮肤，涂上介质，轻擦患部，以疏通血脉，有利于修复损伤

图 3-8-9　擦患部

（翟伟　任秋兰　王琦）

第九节　腰背筋膜炎

概述

腰背筋膜炎是指因寒冷、潮湿、慢性劳损而使腰背部肌筋膜及肌组织发生水肿、渗出及纤维性变，而出现的一系列临床症状。好发于体力劳动者和长期静坐缺乏运动的人员。

病因病机

1.慢性劳损：慢性腰肌劳损是一种积累性损伤，主要由于腰部肌肉过于疲劳，如长时间的弯腰工作，或由于习惯性姿势不良，或由于长时间处于某一固定体位。

2.急性损伤之后未得到及时正确的治疗，或治疗不彻底，或反复多次损伤，致使受伤的腰肌筋膜不能完全修复。

3.先天性畸形：如隐性骶椎裂、腰椎骶化或骶椎腰化。

4.风寒湿邪侵袭：可妨碍局部气血运行，促使和加速腰背部肌肉、筋膜和韧带紧张、痉挛而变性，从而引起腰痛（图 3-9-1）。

```
┌─────────────────┐     ┌──────────────┐     ┌──────────┐
│ 慢性劳损         │     │ 肌筋膜组织水  │     │ 腰背部疼痛 │
│ 急性损伤后失治误治│ ──→ │ 肿，渗出、纤  │ ──→ │ 僵硬      │
│ 先天性畸形       │     │ 维变性        │     │ 活动受限   │
│ 风寒湿邪侵袭     │     │              │     │          │
└─────────────────┘     └──────────────┘     └──────────┘
```

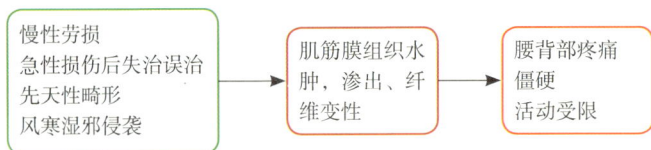

图 3-9-1　腰背筋膜炎病因病机

临床表现

　　长期反复发作的腰背部疼痛，呈钝性胀痛或酸痛不适，时轻时重，迁延难愈。休息、适当活动或经常改变体位姿势可使症状减轻。劳累、阴雨天气、受风寒湿影响则症状加重。腰部活动基本正常，一般无明显障碍，但有时有牵掣不适感。不耐久坐、久站，不能胜任弯腰工作，弯腰稍久，便直腰困难，症状重时可波及臀部及大腿后外侧，一般不过膝，腰部怕冷喜暖，常喜双手捶击腰背部或做叉腰后伸动作，以减轻疼痛。

治疗

治疗原则

　　舒筋活血，温经通络。

操作方法

　　▶ 患者取俯卧位，医者立于其一侧，以㨰法、按法、揉法在腰背部交替操作，时间约5~8分钟（图3-9-2~图3-9-4）

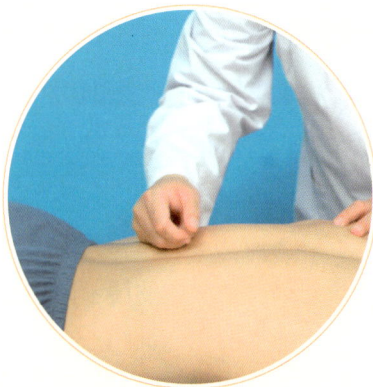

图 3-9-2　㨰腰背部

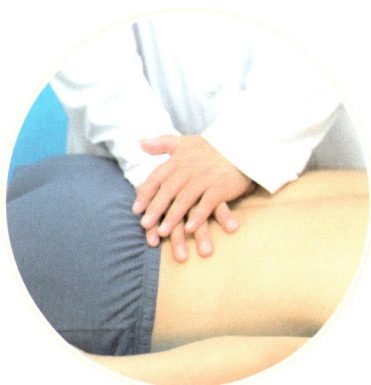

图 3-9-3　按腰背部

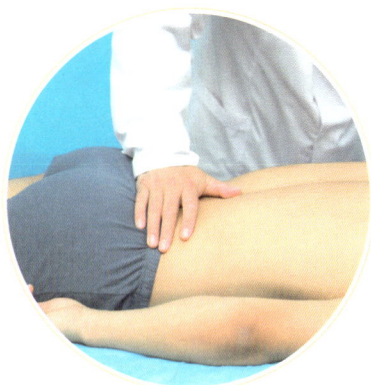

图 3-9-4　揉腰背部

▶ 医者沿患腰两侧膀胱经穴依次用揉法、肘按法、弹拨法操作，产生穴位良性刺激，时间约 3~5 分钟。较重刺激按揉大肠俞、八髎、秩边等穴（图 3-9-5~ 图 3-9-7）

图 3-9-5　揉患腰两侧膀胱经穴

图 3-9-6　肘按膀胱经穴

图 3-9-7　弹拨膀胱经穴

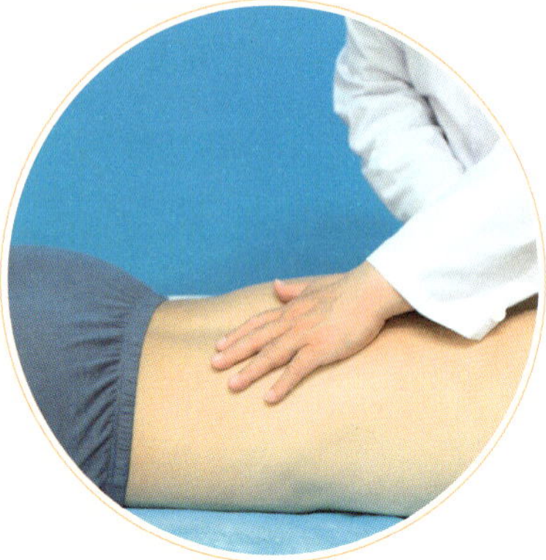

◀ 暴露腰背部皮肤，涂上介质，在患部行侧擦法，以透热为度

图 3-9-8　擦腰背部

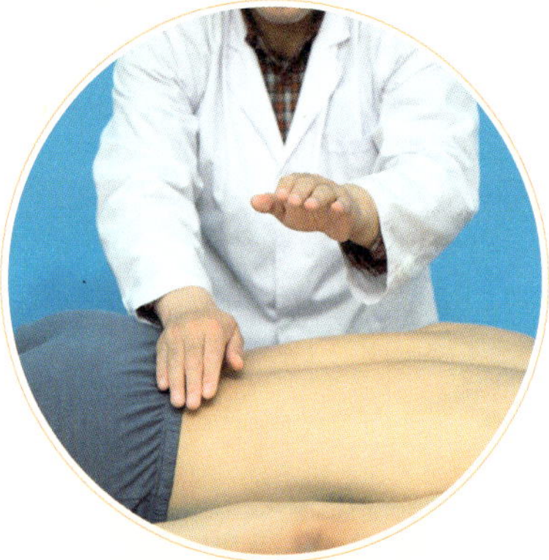

▶ 拍打腰背部，以患者能耐受为度

图 3-9-9　拍腰背部

（翟伟　任秋兰　王琦）

第十节　腰椎间盘突出症

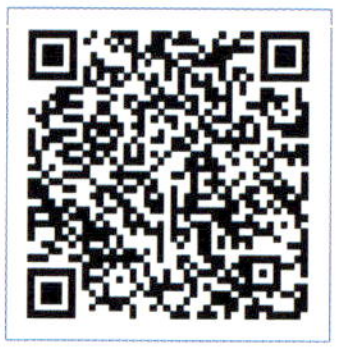

概述

　　腰椎间盘突出症，又称"腰椎间盘纤维环破裂髓核突出症"，是由于退行性变或外力作用，使腰椎间盘纤维环破裂、髓核突出，压迫神经根、或刺激脊髓而引起的一组以腰腿痛为主的症候群。是临床常见病，好发于青壮年体力劳动者，男性多于女性，20~40 岁居多，由于下腰部负重大、活动多，腰椎间盘突出症以 L_4~L_5 和 L_5~S_1 腰椎间盘突出常见。

病因病机

（一）内因

1. 椎间盘本身退行性变或椎间盘有发育上的缺陷

椎间盘随年龄的增长，可有不同程度的退变。至30岁以后，退变明显开始，加之椎间盘缺乏血液的供应，修复能力较差，而且在日常生活和劳动中，由于负重和脊柱运动，椎间盘经常受到来自各方面的挤压、牵拉和扭转等作用，因而容易使椎间盘发生脱水、纤维化、萎缩、纤维环弹力下降，致脊柱内外力学平衡失调，稳定性下降，最后因外伤、劳损、受寒等外因导致纤维环由内向外破裂。这是本病发生的主要原因。

2. 解剖结构上的弱点

（1）前纵韧带较强，后纵韧带较弱，其宽度由 L_1 至 L_5 逐渐减少，到腰骶关节时，宽度仅及上部（L_1）的一半。

（2）身体前屈的幅度、频率明显大于后伸，由于后纵韧带经常受到牵拉，因此，很容易造成后纵韧带损伤。

（3）腰椎间盘纤维环后外侧较为薄弱，腰骶部承上启下，是活动较频繁的部位，同时又是承受动、静力最大的部分。故纤维环破裂，髓核易向后方两侧突出。

（二）外因

1. 损伤

由于纤维环的修复能力较差，一旦受到损伤，则不易愈合。一次损伤一点，两次损伤加重，……之后在不断的活动和挤压下使纤维环逐渐破裂，导致髓核突出，形成本病。故本病的发生是一个慢性的过程。

2. 过劳或劳损

由于腰部的肌肉、韧带、肌腱等组织长期过度疲劳或慢性劳损，使得它们对腰椎及椎间盘的保护作用减弱，造成椎间盘不稳，这时髓核就容易突出。

3. 受寒、受湿

风寒湿可使腰部肌肉紧张或痉挛，并产生疼痛。由于腰肌紧张、痉挛就增加了对椎间盘的压力，使得髓核容易突出。同时腰痛亦必影响腰部的正常体位，如驼背、侧突等，体位不正使得椎间盘受压不均匀，亦容易使髓核突出。

从以上三个外因可以看出，损伤是直接作用于椎间盘，过劳或劳损、受寒、受湿则是间接作用于椎间盘，使得髓核突出，压迫神经根或脊髓，引起腰腿痛症状。不论直接，还是间接，本病的发生、形成都是一个慢性损伤的过程。（图 3-10-1）

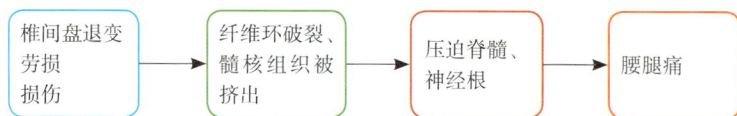

椎间盘退变劳损损伤 → 纤维环破裂、髓核组织被挤出 → 压迫脊髓、神经根 → 腰腿痛

图 3-10-1　腰椎间盘突出症病因病机

临床表现

（1）常有外伤、慢性劳损、感受风寒湿邪病史。

（2）腰部疼痛数周或数月，可反复发作，严重者不能久坐久立久行，翻身转侧困难。多数患者休息后症状可减轻。严重者卧立不安，咳嗽、打喷嚏或腹部用力时疼痛加重。

（3）下肢放射性痛，多数为一侧下肢放射痛，疼痛沿坐骨神经放射致大腿后侧、小腿外侧、足外侧及足跟部位。

（4）感觉障碍。受累神经根支配区域早期感觉过敏，日久感觉迟钝、麻木。中央型巨大椎间盘突出时可发生大小便异常或失禁、鞍区麻痹、足下垂。

（5）部分患者有下肢发凉的症状。整个病程可反复发作，间歇期间可无任何症状。

（6）直腿抬高试验及加强试验阳性，挺腹试验阳性。

（7）病变部位棘旁压痛显著，叩击可向下肢放射。

（8）急性发作期可出现一侧竖脊肌保护性肌痉挛，可致侧凸畸形。多组腰背肌痉挛可致腰椎前凸减小，腰部平坦。

（9）多数无明显障碍，部分患者可因疼痛导致前屈或转侧时活动幅度减小，牵拉疼痛。腰椎间盘突出较重者，可伴有患下肢的肌萎缩，足拇趾背伸、跖屈肌力减弱。

治疗

治疗原则

舒经通络，理筋整复。

手法操作

▶ 患者取俯卧位，医者立于其患侧，以轻柔的㨰法、按法、揉法在患侧腰臀部及下肢交替操作，以改善局部血供，促进神经根修复，时间约10~15分钟（图3-10-2~图3-10-4）

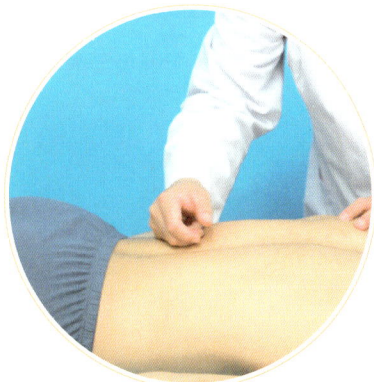
图3-10-2　㨰患侧腰臀部及下肢

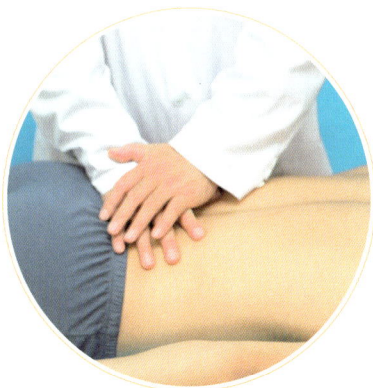
图3-10-3　按患侧腰部

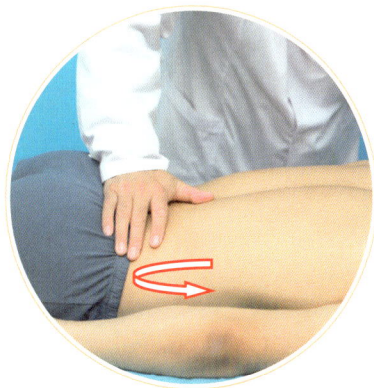
图3-10-4　揉患侧腰臀部

▼ 医者沿脊柱两侧竖脊肌用按揉法、弹拨法操作，以松解肌痉挛，时间约3~5分钟。较重刺激按揉华佗夹脊穴及膀胱经、环跳、殷门、风市、阳陵泉等穴（图3-10-5、图3-10-6）

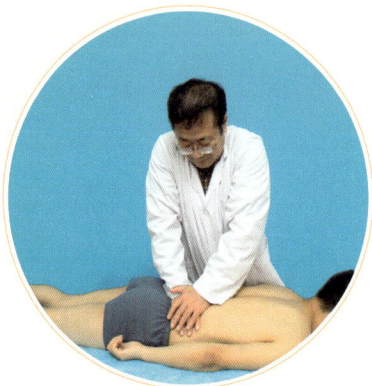

图3-10-5 按揉腰骶部

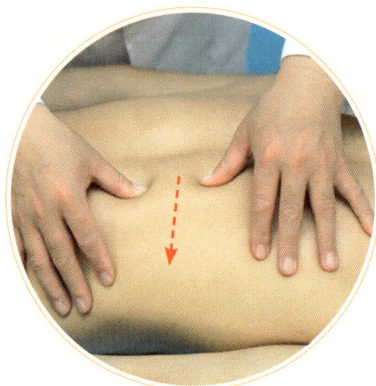

图3-10-6 弹拨竖脊肌

▶ 暴露背部皮肤，涂上介质，沿两侧膀胱经行侧擦法，以透热为度

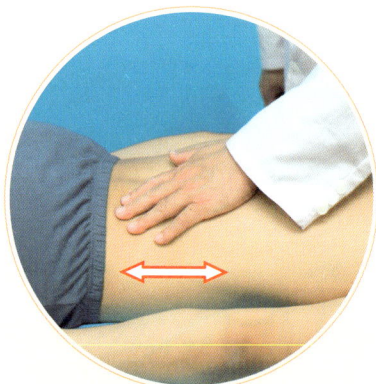

图3-10-7 擦膀胱经

◀ 患者俯卧，双手紧扶床头，医者双手握患者双踝部，对抗牵拉拔伸，以拉宽椎间隙，降低盘内压力

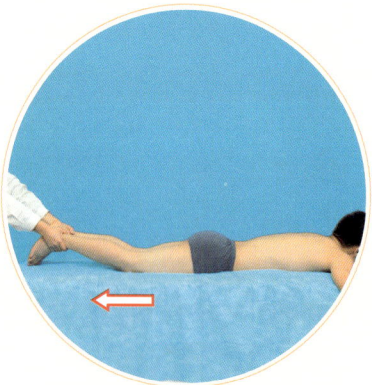

图3-10-8 腰部牵拉拔伸

▼ 医者施以侧卧斜板或坐位定点旋转扳法，以纠正小关节紊乱，扩大神经根管和椎间孔（图3-10-9、图3-10-10）

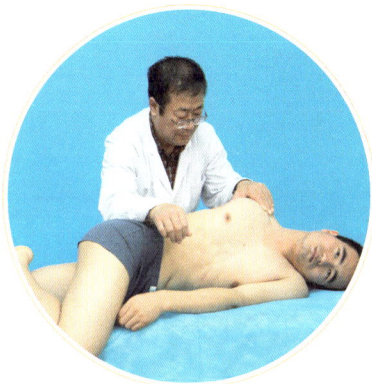

图 3-10-9　侧卧斜板

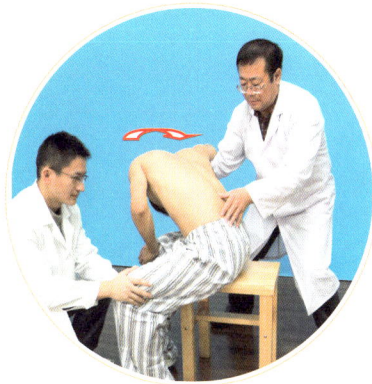

图 3-10-10　坐位定点旋转扳法

▶ 患者俯卧，医者双手叠加，有节奏地按压振动腰部，以增加椎间盘外压力，促进轻症患者突出物回缩

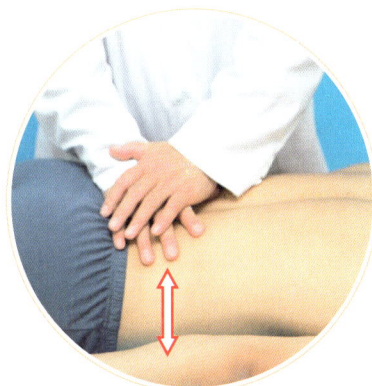

图 3-10-11　按压腰部

（翟伟　任秋兰　王琦）

147

第十一节　腰椎骨质增生症

概述

腰椎退行性骨关节炎亦称"增生性脊柱炎"、"脊椎骨关节炎"、"肥大性脊柱炎"、"老年性脊柱炎"等，是由于关节遭受慢性超负荷压力或损伤，关节软骨退行性变化或腰椎间盘退变狭窄，椎体边缘退变增生，形成骨赘，为骨关节病变。本病起病缓慢，病程长，症状迁延，老年人较常见，男性多于女性。肥胖、体力劳动者及运动员等发病偏早。

病因病机

腰椎承受人体上身重力，负荷较大。腰椎间盘的生理性退变尤其是软骨终板，如遭受外力损伤，可加剧退变，致使椎体边缘骨赘形成。关节间有一定的活动度。长期承受超负荷压力或慢性损伤，关节软骨退行性变，可导致关节突关节增生肥大。椎体后缘骨赘或关节突关节增生肥大时，可影响周围组织，引起腰背痛，使椎间孔相对变小而刺激或压迫脊神经引起腰腿痛。

中医认为，本病为肾气亏虚，复感风寒外邪致使邪气留滞经络；或由于外伤劳损，气滞血瘀，血脉凝涩不得宣通所致（图 3-11-1）。

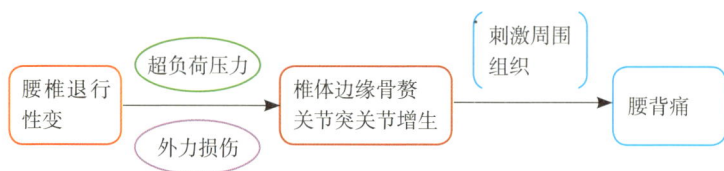

图 3-11-1　腰椎退行性骨关节炎病因病机

临床表现

（1）患者多为中年以上人群，有长期从事弯腰劳动和负重的病史。

（2）间歇性腰背部酸痛，沉重、僵硬感。疼痛可放射到臀部、大腿，偶尔到小腿，活动多加重，休息后减轻。发作的间歇期可完全没有症状。

（3）腰椎局部有压痛，症状严重者可有深压痛及叩击痛。

（4）退变严重者可使脊柱侧凸，棘旁肌紧张。

（5）有神经根嵌压者直腿抬高试验阳性。

（6）腰部活动可受限（图 3-11-2）。

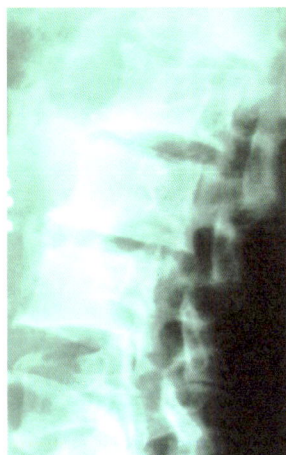

图 3-11-2　腰椎退行性骨关节炎临床表现

治疗

治疗原则

温经活血，舒筋活络。

手法操作

▶ 患者取俯卧位。医者立于其一侧，以揉法在腰部病变处及腰椎两旁操作，时间约 5~8 分钟

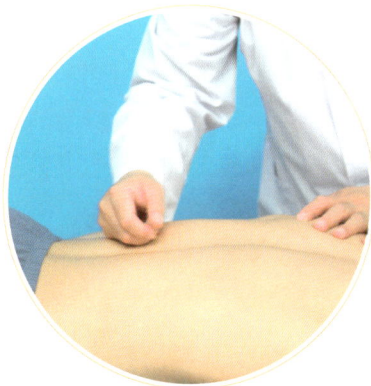

图 3-11-3　揉腰部

▶ 继上势，按揉命门、腰阳关、腰段膀胱经穴、委中、承山、阳陵泉等，掌根按腰段华佗夹脊穴，时间约6~10分钟。暴露背部皮肤，涂上介质，沿两侧膀胱经行侧擦法，以透热为度。也可配合叩击法（图3-11-4~图3-11-6）

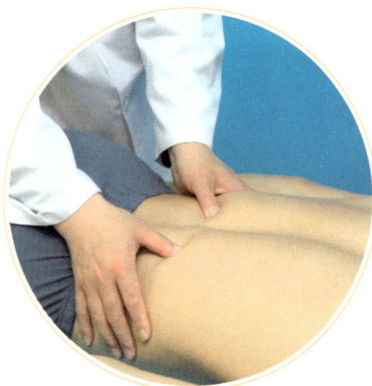

图 3-11-4　按揉腰阳关

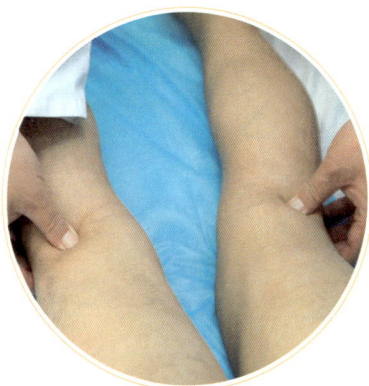

图 3-11-5　按揉委中

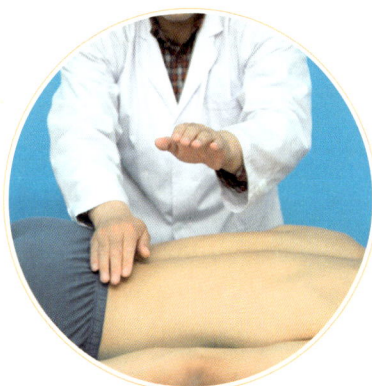

图 3-11-6　叩击腰部

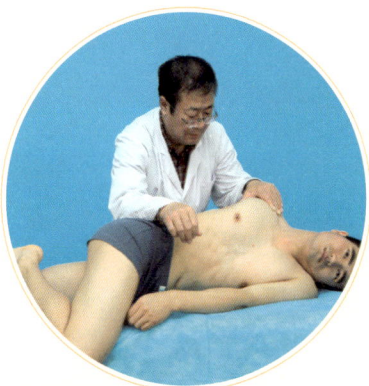

◀ 患者侧卧。医者站立在患者后方，行腰椎斜扳法，两侧交替操作各1次，要求快、稳、准、轻巧

图 3-11-7　腰椎斜板法

▶ 下肢牵涉痛者，以滚法、在大腿前外侧或后侧、小腿后外侧上下往返操作；然后点按委中、承山、阳陵泉等穴。（图3-11-8~图3-11-11）

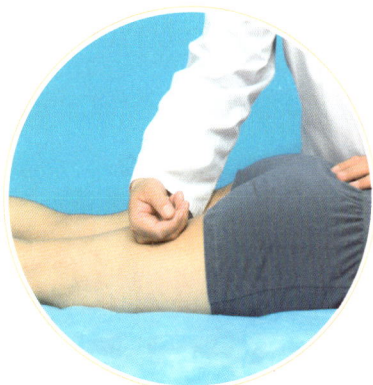

图 3-11-8　滚大腿后侧

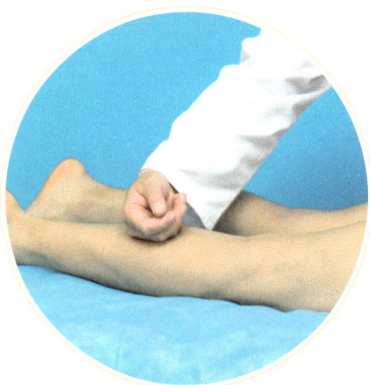

图 3-11-9　滚小腿后侧

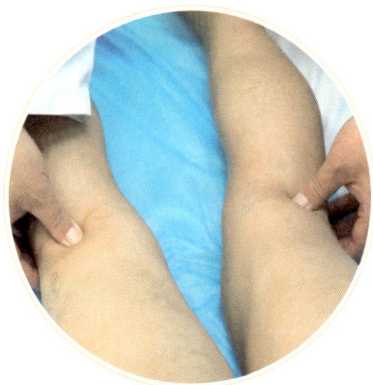

图 3-11-10　点按委中

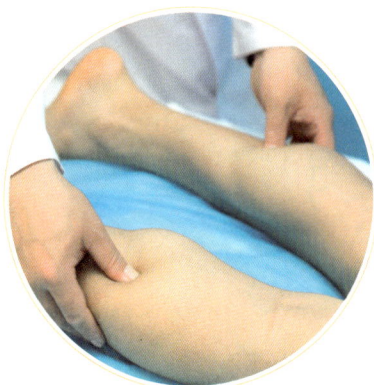

图 3-11-11　点按承山

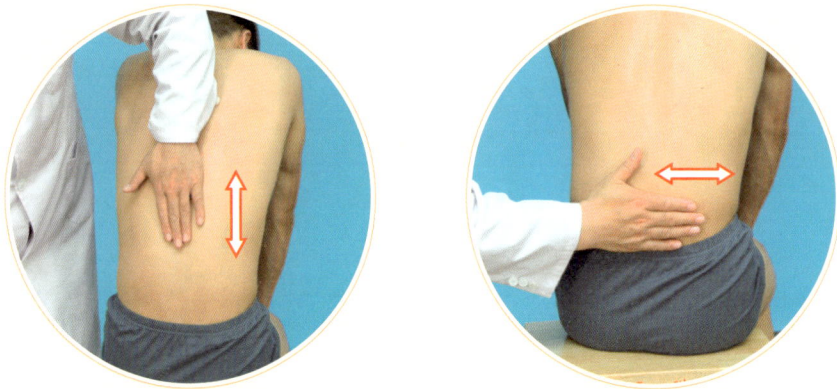

▼ 患者取坐位，上身略前倾。医者立于其身后，以擦法在腰椎及两侧上下或左右往返操作，配合热敷治疗

图 3-11-12　擦腰椎

（翟伟　任秋兰　王琦）

第十二节　强直性脊柱炎

概述

　　强直性脊柱炎是一种慢性炎症性疾病，主要侵犯骶髂关节、脊柱骨突、脊柱旁软组织及外周关节，并可伴发关节外表现，严重者可发生脊柱畸形和强直。好发于 20~40 岁青壮年，男女之比（2~3）：1，女性发病缓慢且病情较轻。本病属中医"骨痹"范畴。

病因病机

　　强直性脊柱炎的病因未明。过去认为是类风湿关节炎的一种类型。从流行病学调查发现，遗传和环境因素在本病的发病中发挥作用。强直性脊柱炎的发病和人类白细胞抗原（HLA）-B27 密切相关，并有明显家族聚集倾向。健康人群的 HLA-B27 阳性率因种族和地区不同差别很大，如欧洲的白种人为 4%~l3%，我国为 2%~7%，强直性脊柱炎患者的 HLA-B27 的阳性率在我国高达 90% 左右。骶髂关节炎为强直性脊柱炎的病理性标志和早期表现之一，渐进性向上发展，腰骶关节、腰椎、胸椎、下段颈椎依次受累。脊柱受累晚期出现骨性融合，典型表现为"竹节样改变"。外周关节的滑膜炎在组织学上与类风湿关节炎难以区别。肌腱端病为本病的特征之一。

临床表现

本病发病隐袭。患者逐渐出现腰背部或骶髂部疼痛和（或）晨僵，夜里痛醒，翻身困难，晨起或久坐后起立时腰部僵硬明显，但活动后减轻。棘突、骶髂关节等处有明显的压痛和叩击痛。疾病早期臀部疼痛多为一侧，呈间断性或交替性疼痛，日久疼痛多为双侧呈持续性。多数患者随病情进展由腰椎向胸、颈部脊椎发展。部分患者在病初或病程中出现髋关节和外周关节病变，其中膝、踝和肩关节居多，肘及手、足小关节偶有受累。表现为局部疼痛、活动受限、屈曲挛缩及关节强直。部分患者在病程中发生眼色素膜炎，单侧或双侧交替，可反复发作甚至可致视力障碍。（图 3-12-1，图 3-12-2）

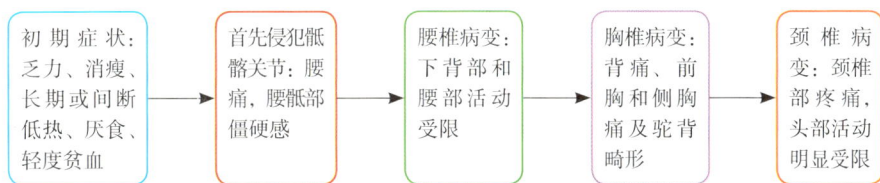

初期症状：乏力、消瘦、长期或间断低热、厌食、轻度贫血	→	首先侵犯骶髂关节：腰痛，腰骶部僵硬感	→	腰椎病变：下背部和腰部活动受限	→	胸椎病变：背痛、前胸和侧胸痛及驼背畸形	→	颈椎病变：颈椎部疼痛，头部活动明显受限

图 3-12-1　强直性脊柱炎临床表现

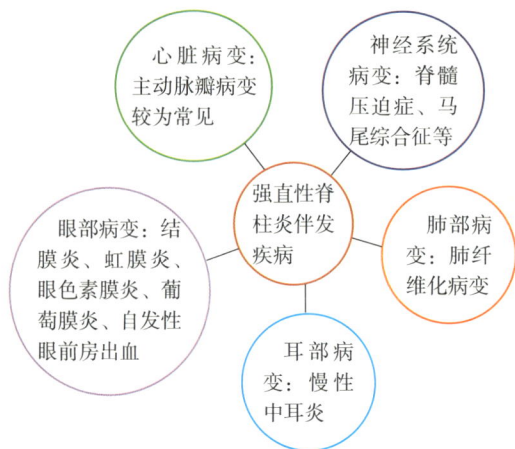

图 3-12-2　强直性脊柱炎临床表现

治疗

治疗原则

加强局部血液循环，放松肌肉，维持及改善脊柱、四肢关节的活动范围。

手法操作

▼　患者俯卧。用指按法按压脊柱两侧膀胱经及臀部秩边、环跳、居髎（图 3-12-3、图 3-12-4）

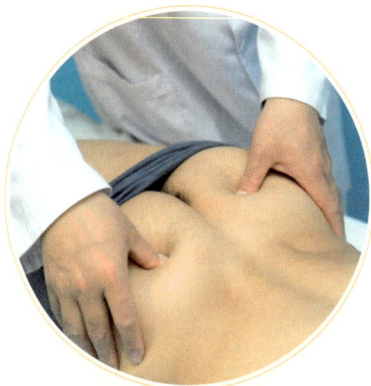

图 3-12-3　指按秩边穴

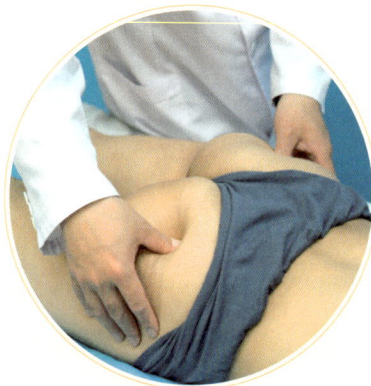

图 3-12-4　指按环跳穴

▶ 患者仰卧。擦法治疗髋关节前部，配合髋关节的外展，外旋活动。拿大腿内侧肌肉和搓大腿（图3-12-5~图3-12-7）

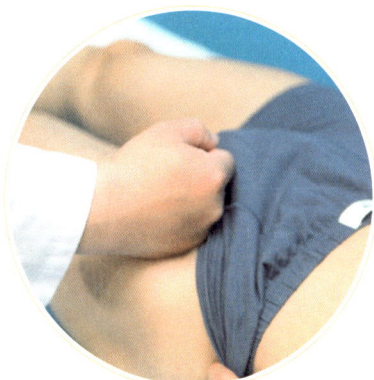

图 3-12-5 擦髋关节前部

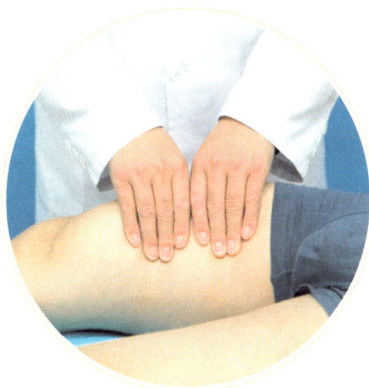

图 3-12-6 拿大腿内侧肌肉

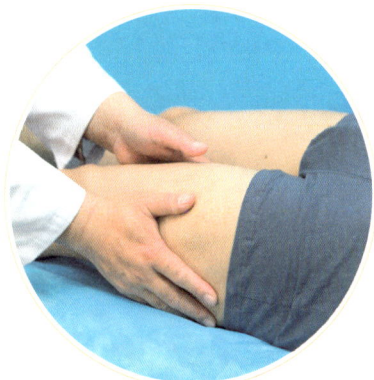

图 3-12-7 搓大腿

▼ 患者坐势。医者站于后方，擦法施于颈项两侧及肩胛部，同时配合颈部左右旋转及俯仰活动。按揉或一指禅推颈椎两侧，上下往返数次，拿风池及颈椎两侧到肩井（图3-12-8~图3-12-11）

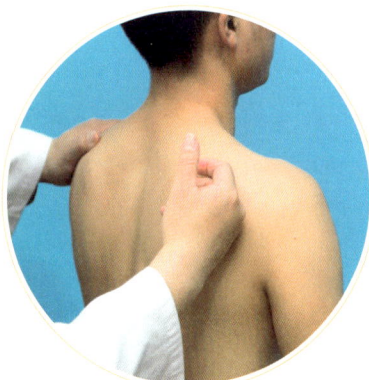

图 3-12-8 颈项两侧及肩胛部擦法

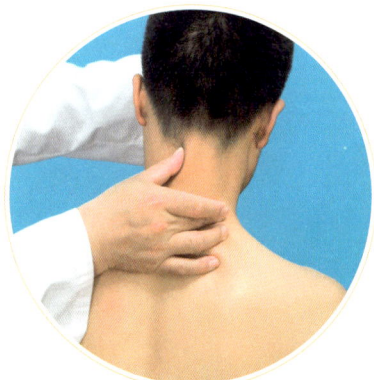

图 3-12-9 按揉颈椎两侧

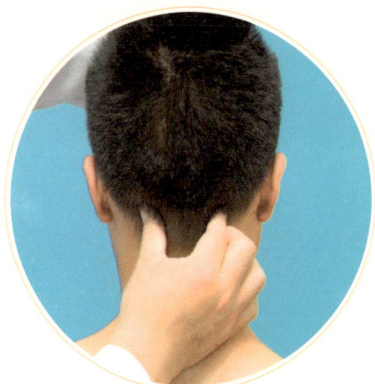

图 3-12-10　拿风池

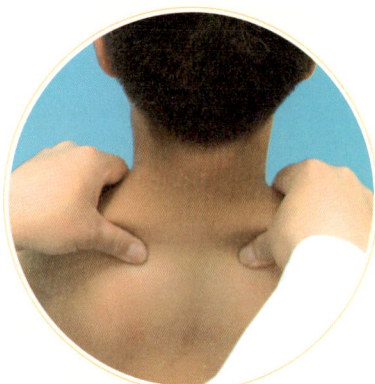

图 3-12-11　拿肩井

▶　接上势。嘱患者两肘屈曲，抱于后枕部，两手指交叉握紧。医者站于背后，以膝部抵住患者背部，再以两手握住患者两肘，做向后牵引及向前俯的扩胸俯仰动作。患者要配合呼吸运动（前俯时呼气，后仰时吸气），俯仰 5~8 次

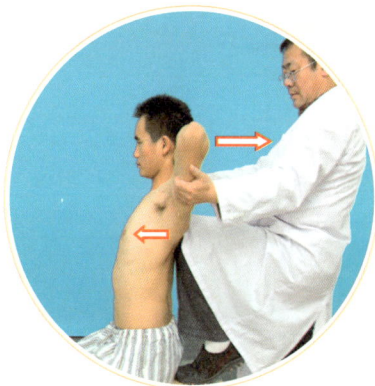

图 3-12-12　胸部扳法

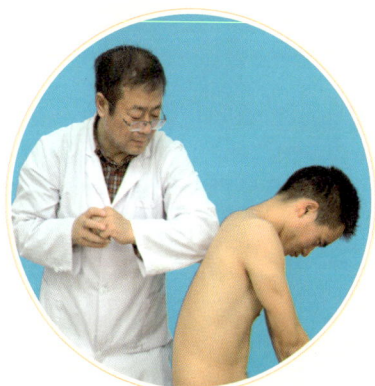

图 3-12-13　肘压法

◀　患者坐势。将腰背暴露，上身前俯，医者站于旁，用肘压法施于脊椎两旁。再直擦背部督脉及两侧膀胱经、横擦腰骶部，均以透热为度，可加用热敷。（图 3-12-13~图 3-12-15）

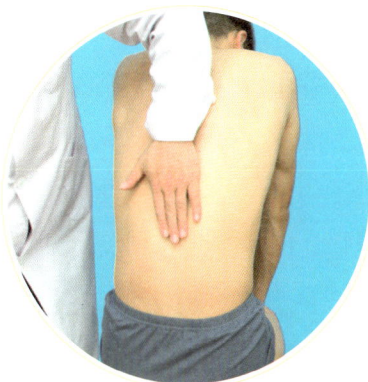

图3-12-14　直擦背部督脉及两侧膀胱经

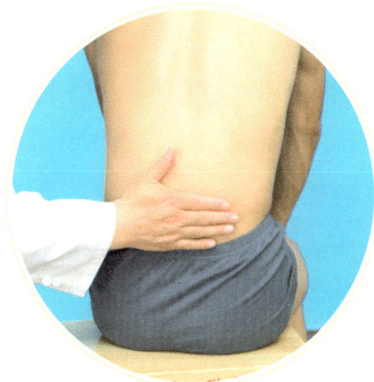

图3-12-15　横擦腰骶部

（翟伟　任秋兰　王琦）

第十三节　外伤性截瘫

概述

外伤性截瘫是由于外力损伤胸腰段脊柱脊髓而导致双下肢功能障碍的病症。脊柱骨折较常见，约占全身骨折的 5%~6%。脊柱骨折可以并发脊髓损伤，引起脊髓结构、功能的损害，损伤水平以下正常运动、感觉、自主功能的改变也可引起马尾神经损伤。其中胸腰段脊柱骨折最多见，多发生在胸10~12节段，其损伤程度一般与暴力大小成正比。常见于交通事故、地震、高空坠落、重物撞击腰背部等灾害。

病因病机

直接或间接暴力作用于脊柱，造成脊柱损伤的同时，常伴有脊髓损伤。脊髓损伤的程度包括脊髓震荡、不完全性损伤和完全性损伤；按损伤水平分颈、胸、腰、骶各神经节段，部位有脊髓前束、后束、中央管及左右侧等。

胸腰段脊髓损伤可致双下肢功能障碍，完全性损伤可能造成终身截瘫。脊髓前束损伤，损伤平面以下出现不同程度的运动和温痛觉障碍，而本体感觉存在；后束损伤，受损平面以下本体感觉障碍，运动和温痛觉存在；中央束损伤，出现上肢运动障碍比下肢运动障碍严重，运动障碍比感觉障碍重，鞍区感觉有残留等。

本病属中医痿病范畴，系督脉受损。督脉总督一身阳气，督脉受损，阳气不达，则肢体无用（图3-13-1）。

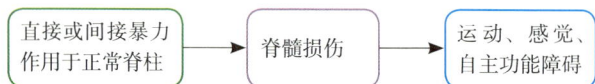

图 3-13-1　外伤性截瘫病因病机

临床表现

（1）严重外伤病史，如交通撞击、高处坠落等损伤。

（2）受损伤段脊柱叩击痛，两侧肌肉压痛明显。

（3）受损平面以下深、浅感觉迟钝或消失。下肢肌张力增高或弛缓，肌力减弱，反射亢进或消失。脊柱可有侧弯或后凸畸形。

（4）大、小便功能障碍。

治疗

⚜ 治疗原则

补肾助阳，温经通络。

手法操作

▼ 患者俯卧位，医者用手掌或拇指自上而下推揉胸腰段损伤部位两侧夹脊穴及膀胱经。（图 3-13-2、图 3-13-3）

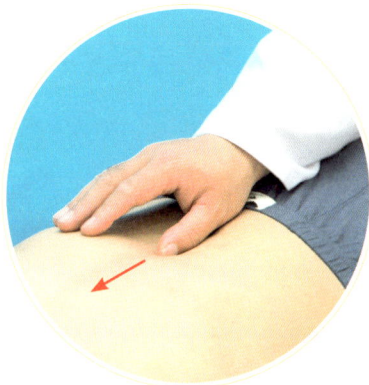

图 3-13-2　拇指推揉胸腰段损伤部位

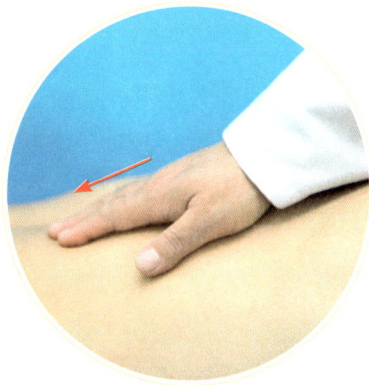

图 3-13-3　掌推胸腰段损伤部位

▼ 拇指点揉督脉路线和两侧相应的夹脊穴和膀胱经背俞穴，通过刺激脊神经后支，达到刺激损伤段脊髓神经的作用。再用一手掌搓揉患者腰骶部以透热为度。（图 3-13-4、图 3-13-5）

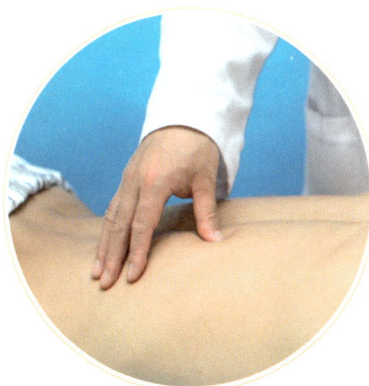

图 3-13-4　拇指点揉膀胱经俞穴

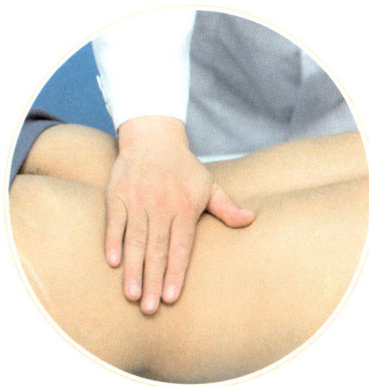

图 3-13-5　搓揉患者腰骶部

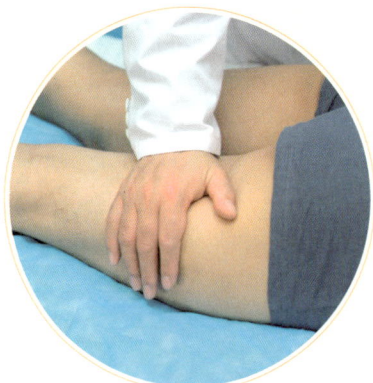

▲ 按揉下肢瘫痪肌群，以促进血液循环，使萎缩的肌纤维增粗，恢复肌力。再用拇指点揉环跳、委中、承扶、承山等穴（图3-13-6~图3-13-10）

图 3-13-6　按揉下肢瘫痪肌群

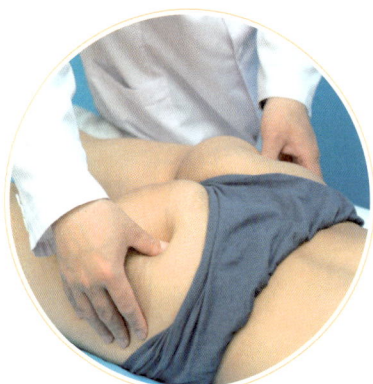

图 3-13-7　拇指点揉环跳穴

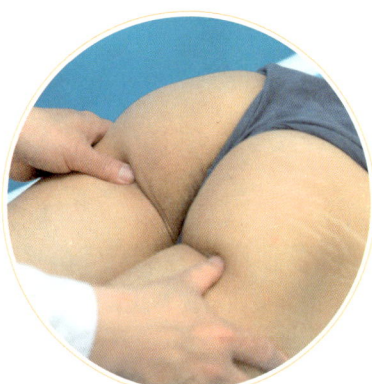

图 3-13-8　拇指点揉承扶穴

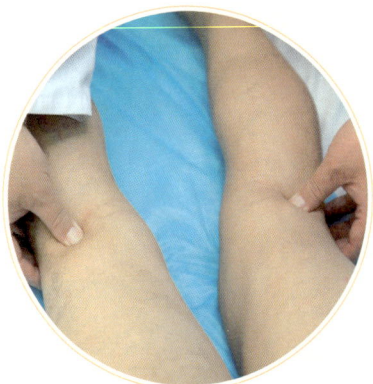

图 3-13-9　拇指点揉委中穴

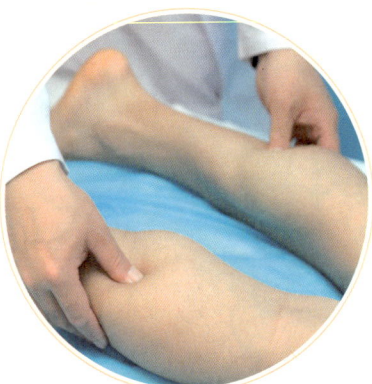

图 3-13-10　拇指点揉承山穴

▶ 拿揉患者股四头肌，用拇指揉拨足三里、阳陵泉、解溪，然后缓缓屈伸、旋转活动瘫痪的肢体。再压放气冲穴结束

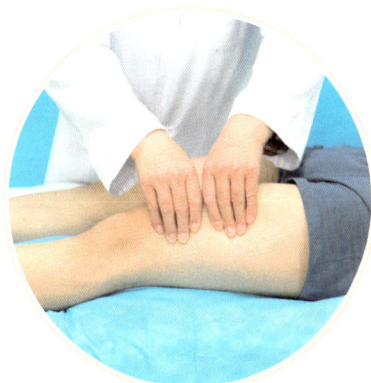

图 3-13-11　拿揉患者股四头肌

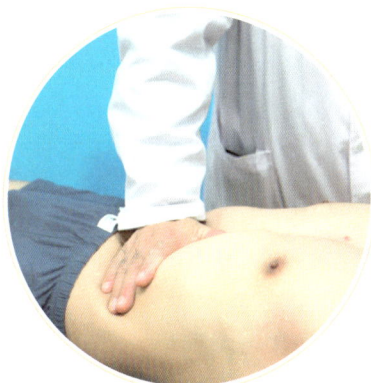

图 3-13-12　掌摩腹部

◀ 若患者大小便失常，应在其腹部加用手掌顺时针方向揉摩数分钟，然后点揉中脘、天枢、气海、关元等穴。（图 3-13-12~图 3-13-16）

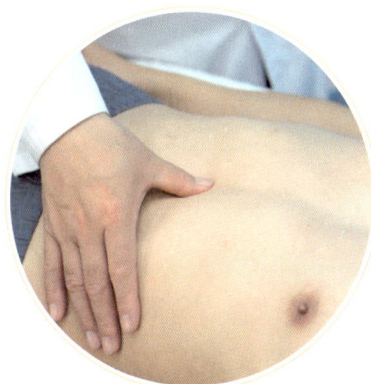

图 3-13-13　点揉中脘

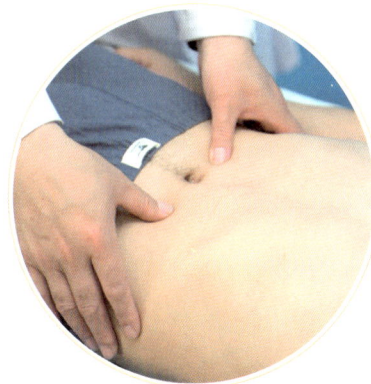

图 3-13-14　点揉天枢

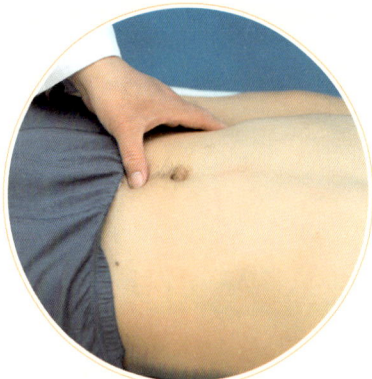

图 3-13-15　点揉气海　　　　　　　图 3-13-16　点揉关元

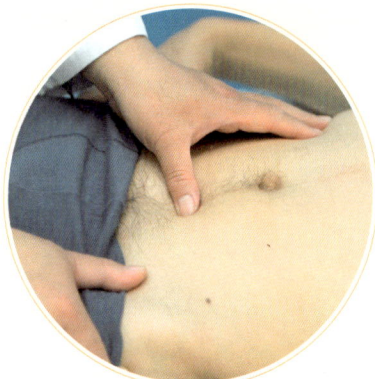

（翟伟　任秋兰　王琦）

第十四节　梨状肌综合征

概述

梨状肌综合征又称"梨状肌损伤"、"梨状肌孔狭窄综合征"或"坐骨神经出口综合征"，是引起急、慢性坐骨神经痛的常见病因。本症由于间接外力，如闪、扭、下蹲、跨越等，使梨状肌受到牵拉损伤，发生充血、水肿、痉挛、粘连和挛缩等变化，使得走行于梨状肌其内或相邻的坐骨神经及臀部血管遭受刺激、牵拉或压迫，并产生相应的临床症状。本病多见于中老年人，属中医学"痹症"，"筋痹"等范畴。

病因病机

1. 损伤

多由间接外力所致，如闪扭、跨越或下蹲等，尤其在负重时，髋关节过度外展、外旋或下蹲猛然直立用力；或腰前屈伸直时，骨盆发生旋转，使梨状肌受到过度牵拉而致伤。梨状肌损伤后，局部充血、水肿、渗出，肌肉呈保护性痉挛。日久，局部粘连，若损伤经久不愈，刺激或压迫坐骨神经而出现下肢放射性疼痛、麻木。

2. 变异

梨状肌与坐骨神经的关系有两种变异类型，一为坐骨神经从梨状肌肌腹中穿出；另一类是指坐骨神经高位分支，即坐骨神经在梨状肌处就分为腓总神经和胫神经，胫神经在梨状肌下穿出，而腓总神经从梨状肌肌腹中穿出。当感受风寒湿邪，或骶髂关节发生炎症，或妇科疾患如盆腔卵巢或附件炎症的刺激等，可造成梨状肌痉挛、增粗，局部充血、水肿，引起无菌性炎症，使局部张力增高，刺激或压迫穿越其肌腹的血管和坐骨神经而产生一系列临床症状。

临床表现

（1）多有臀部急、慢性损伤史或受凉史，少数病例与邻近组织器官的损伤或炎症有关。

（2）典型症状是臀部疼痛伴同侧坐骨神经痛。轻者臀部有深在性的疼痛、不适或酸胀感。重者出现烧灼样、刀割样痛或跳痛，且有紧缩感，并逐渐沿坐骨神经分布区域出现下肢放射痛，偶有小腿外侧麻木，会阴部下坠不适。

（3）患侧下肢不能伸直，自觉下肢短缩，步履跛行，或呈鸭步移行。髋关节外展、外旋活动受限。

（4）在梨状肌处可触及条索样改变或弥漫性肿胀的肌束隆起，日久可出现臀肌松弛、无力，重者可出现萎缩。

（5）患侧下肢直腿抬高试验，在60°以前疼痛明显，超过60°时，疼痛反而减轻。梨状肌紧张试验阳性。

治疗

治疗原则

舒筋活血,通络止痛。

手法操作

▼ 患者俯卧位,医者站于患侧,先用柔和而深沉的滚法沿梨状肌体表投影反复施术 3~5 分钟,然后施掌按揉法于患处 2~3 分钟,再在患侧大腿后外侧施滚法和拿揉法,充分使臀部及大腿后外侧肌肉放松(图 3-14-1~ 图 3-14-4)

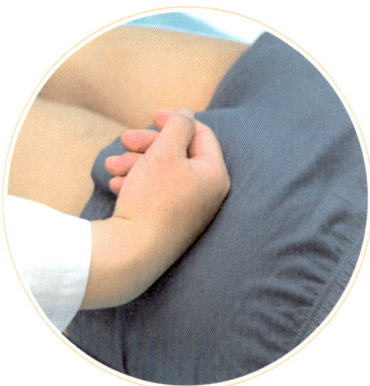

图 3-14-1　滚梨状肌体表投影处

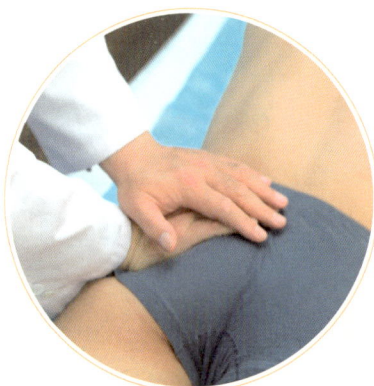

图 3-14-2　按揉梨状肌体表投影处

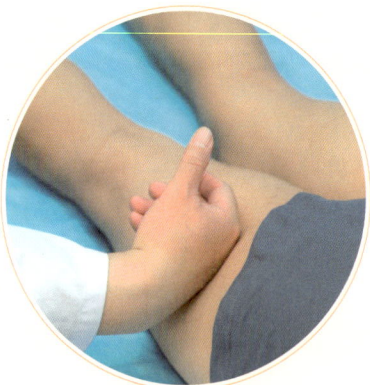

图 3-14-3　滚大腿后外侧

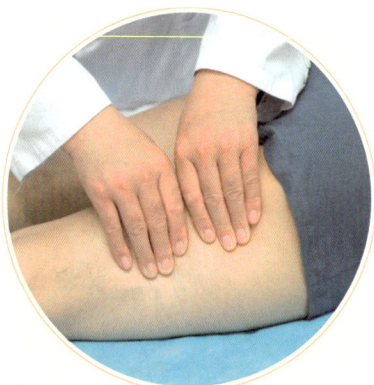

图 3-14-4　拿揉大腿后外侧

▼ 用拇指弹拨法于梨状肌肌腹呈垂直方向弹拨 10 次，并点按环跳、承扶、阳陵泉、委中、承山等穴，以酸胀为度，以达通络止痛之目的（图 3-14-5、图 3-14-6）

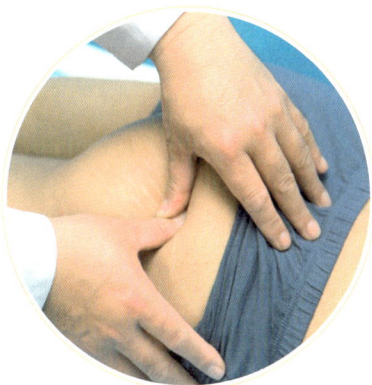

图 3-14-5　拇指弹拨梨状肌

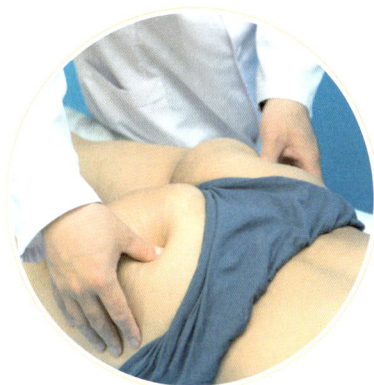

图 3-14-6　点按环跳

▼ 施掌推法或深按压法，顺肌纤维方向反复推压 5~8 次，力达深层，再以肘尖深压梨状肌 2~3 分钟，以达理筋整复之目的（图 3-14-7、图 3-14-8）

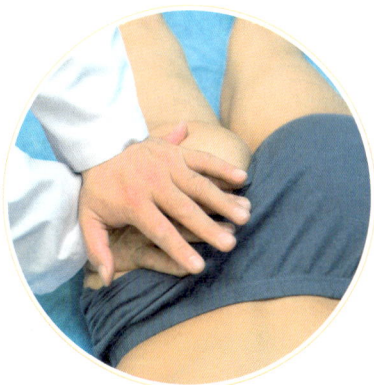

图 3-14-7　推压梨状肌

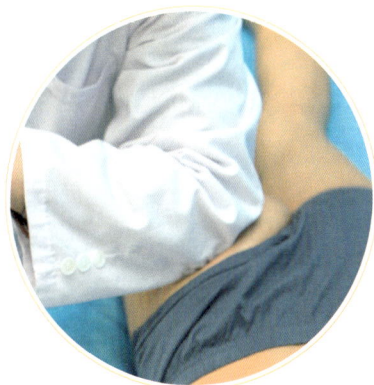

图 3-14-8　肘尖深压梨状肌

▼ 医者一手扶按髋臀部，一手托扶患侧下肢，作患髋后伸、外展及外旋等被动运动，反复数次，使之滑利关节，松解粘连，最后施擦法擦热局部（图3-14-9、图3-14-10）

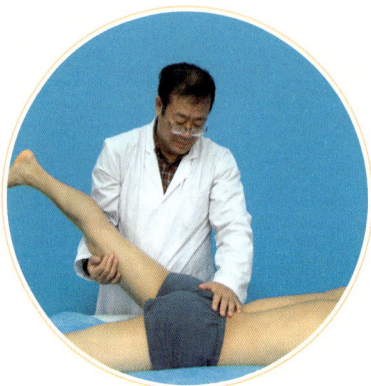

图3-14-9　患髋后伸、外展及外旋

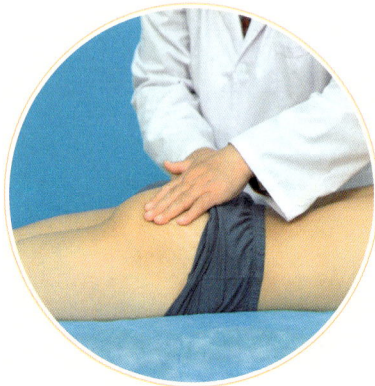

图3-14-10　擦梨状肌体表投影处

（翟伟　任秋兰　王琦）

第十五节　臀上皮神经损伤

概述

　　臀上皮神经损伤是指臀上皮神经在其解剖部位上遭受各种外力或局部肌肉长期牵拉、压迫和磨擦，导致腰臀痛为主要症状的疾病，又称"臀上皮神经嵌压综合征"，是临床常见的腰腿痛的病症之一。属中医学"筋伤"、"筋出槽"范畴。

病因病机

　　1.各种急性外力因素（如碰撞、挤压、扭转、牵拉）作用于臀上皮神经，使其在出入组织结构处的解剖位置发生细微异常，即偏离原位；或周围的肌肉、筋膜、皮下组织等细微撕裂出血、水肿、炎性改变，疤痕组织形成，从而对臀上皮神经形成嵌压。

2. 各种原因导致腰骶部肌肉长期处于僵硬状态，腰骶及髂嵴经常受扭转、牵拉和磨擦等外力的刺激，日久则对臀上皮神经形成慢性损害。

3. 患者髂嵴发育异常，较正常人高且外翻，至使臀上皮神经在越过髂嵴时经常受到牵张刺激。肥胖的中老年女性易发生骶髂脂肪疝嵌顿，压迫臀上皮神经。（图 3-15-1）

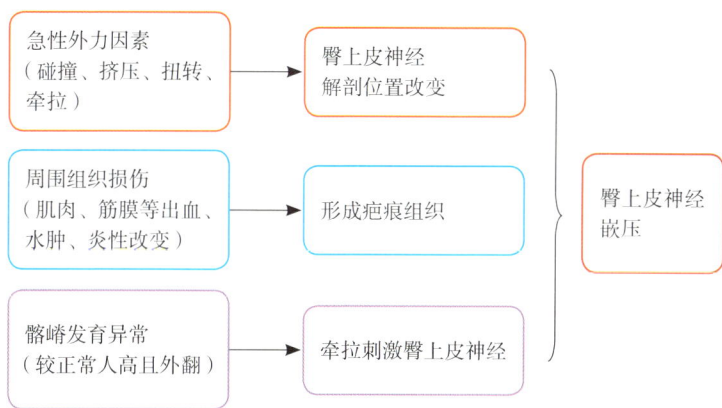

图 3-15-1　臀上皮神经损伤病因病机

临床表现

（1）多数患者有腰骶部闪挫或扭伤史，部分患者臀部受凉后慢性发病。

（2）行走不便，弯腰受限，坐或起立困难，尤以改变体位时，疼痛加重。

（3）急性损伤者腰部各方向活动明显受限，患侧腰臀部疼痛较为剧烈，呈刺痛、酸痛或刀割样、撕裂样疼痛，大腿后侧可有牵扯痛，但一般不超过膝。

（4）慢性损伤的患者腰臀腿酸软无力、胀痛、钝痛等，个别患者有臀上皮神经分布区域感觉麻木、迟钝等。

（5）检查时在髂嵴最高点内侧下 2~3cm 处可触及"条索样"筋结物，推之可移动，压之疼痛，酸、麻、胀、刺痛难忍。

（6）急性期直腿抬高试验少数患者可出现阳性，但不出现神经根性症状。慢性期直腿抬高试验多阴性。

（7）并膝下蹲试验阳性征（即下蹲时，患者双膝下蹲不能并拢）。

治疗

治疗原则

舒筋散结，活血通络。

手法操作

▶ 患者取俯卧位，医者立于患侧，滚、按揉、四指推腰骶、臀部直至大腿后侧，时间10分钟（图3-15-2~图3-15-8）

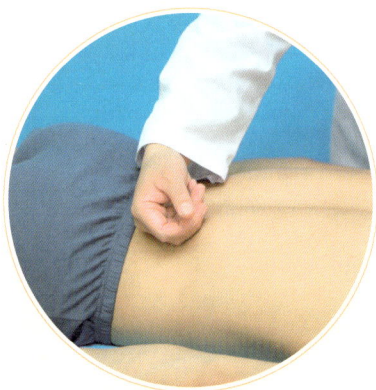

图3-15-2 滚腰骶

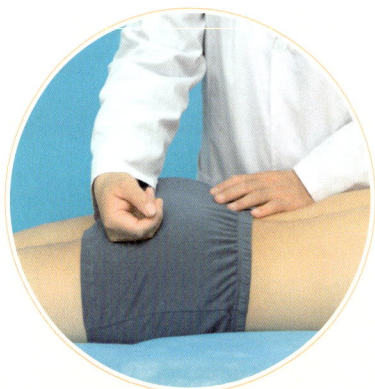

图3-15-3 滚臀部

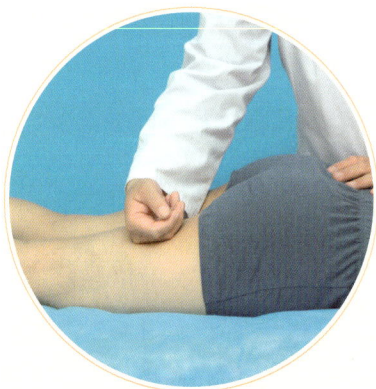

图3-15-4 滚大腿后侧

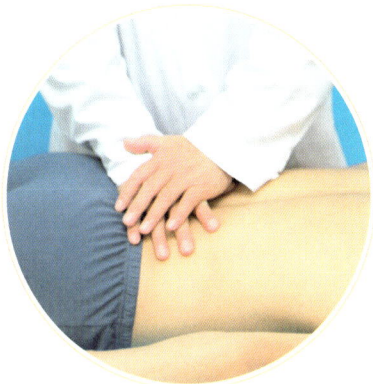

图 3-15-5　按揉腰骶、臀部

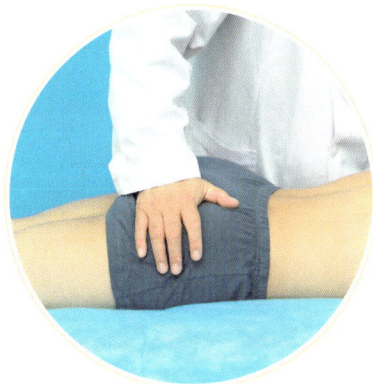

图 3-15-6　按揉臀部

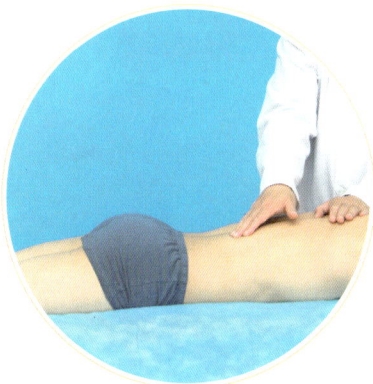

图 3-15-7　四指推腰骶

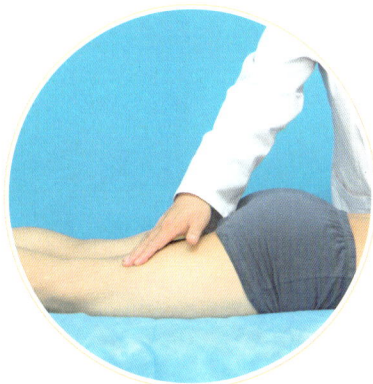

图 3-15-8　四指推大腿后侧

▶ 擦患侧臀部（压痛点为中心），以透热为度

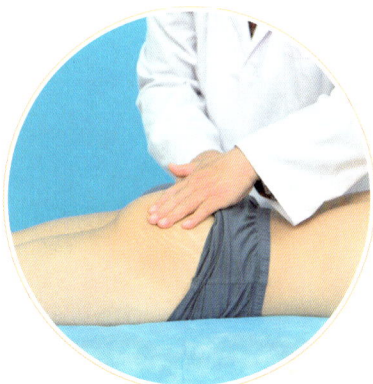

图 3-15-9　擦患侧臀部

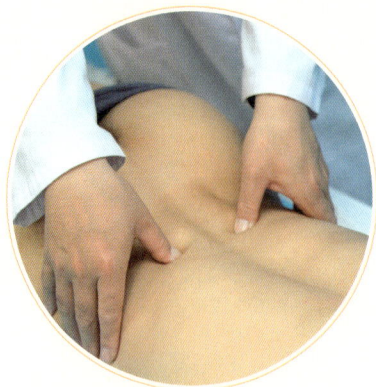

◀ 拇指点按阿是穴、八髎、秩边、肾俞、环跳、风市、委中，每穴约 30 秒（图 3-15-10~图 3-15-14）

图 3-15-10 拇指点按肾俞

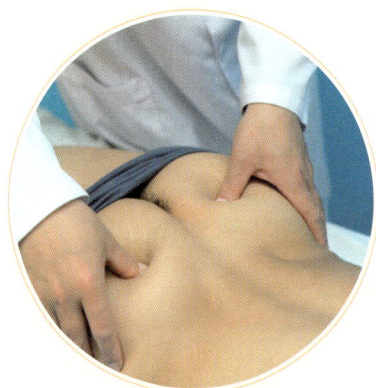

图 3-15-11 拇指点按秩边

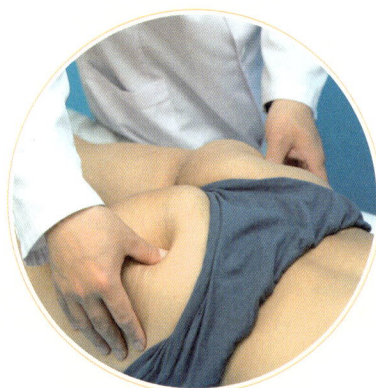

图 3-15-12 拇指点按环跳

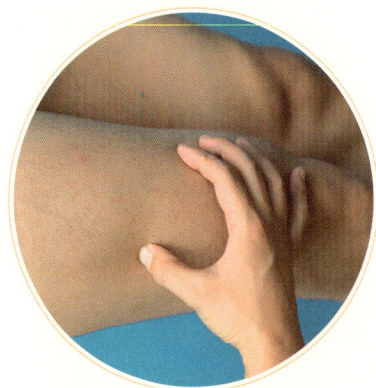

图 3-15-13 拇指点按风市

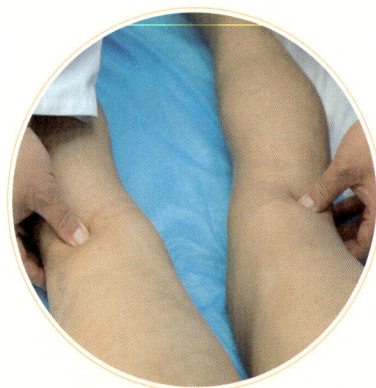

图 3-15-14 拇指点按委中

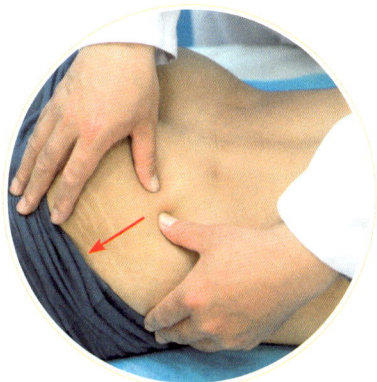

▶ 拇指弹拨髂嵴处条索样痛点5分钟

图 3-15-15　拇指弹拨髂嵴处条索样痛点

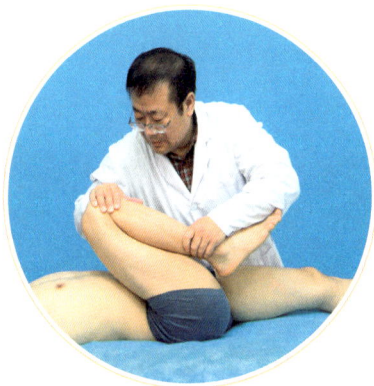

◀ 患者仰卧于床边，屈髋屈膝，术者行弓步立于床边，身体作主动前后摆动，用一手及大腿带动患侧大腿使髋关节作被动屈伸运动，另一手揉阿是穴处

图 3-15-16　屈髋屈膝

▶ 轻用揉法、按揉放松肌肉，拍打腰臀部

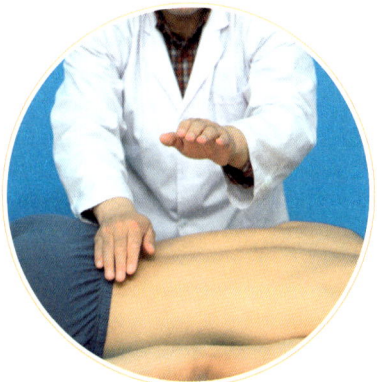

图 3-15-17　拍打腰臀部

（翟伟　任秋兰　王琦）

171

第十六节　膝关节髌骨软化症

概述

髌骨软化症是髌骨软骨面及与其相对的股骨髌骨面的关节软骨因慢性损伤而引起的退行性变。主要病理变化包括软骨肿胀、侵蚀、龟裂、破碎、脱落等。多见于青年运动员。本病属中医"筋伤"范畴。

病因病机

髌骨是人体最大的籽骨，位于股骨下端的前面，被股四头肌肌腱包裹。前面粗糙，后面为关节面，与股骨髌骨面构成髌股关节。

膝关节的长期劳损或外伤造成对软骨面的直接磨损，长期可使软骨面发生退行性改变。随年龄增长，局部软骨面退变，感受风寒湿邪后诱而发病。（图 3-16-1）

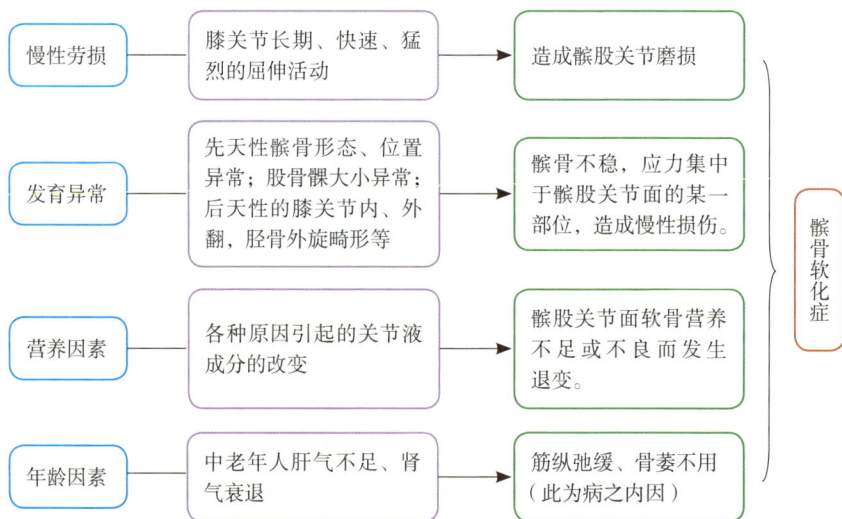

图 3-16-1　髌骨软化症病因病机

临床表现

（1）本病多见女性，患者多有反复长期过度受伤史，个别有明确的半蹲位扭动受伤史。主要症状初为膝部不适，继而出现髌骨深面间歇性疼痛，屈膝、久坐或下蹲时症状加重，膝关节发软、无力，上、下楼梯及关节开始活动时尤为明显。

（2）髌骨边缘压痛，伸膝位挤压或推动髌骨可有摩擦音，伴疼痛。

（3）后期形成髌股关节骨关节病时，可继发滑膜炎而出现关节积液。病程长者，可出现股四头肌萎缩。

治疗

治疗原则

舒筋通络，活血止痛。

手法操作

▼ 患者仰卧位，屈膝130度左右，按揉血海、梁丘、膝眼、阳陵泉、阴陵泉、三阴交、太溪等穴位。（图3-16-2～图3-16-7）

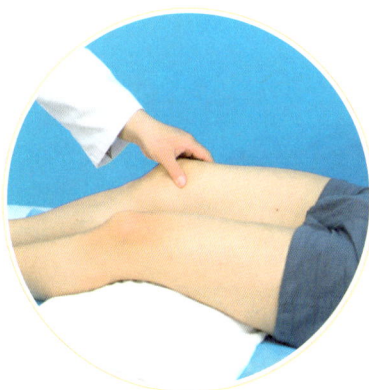

图3-16-2 按揉血海

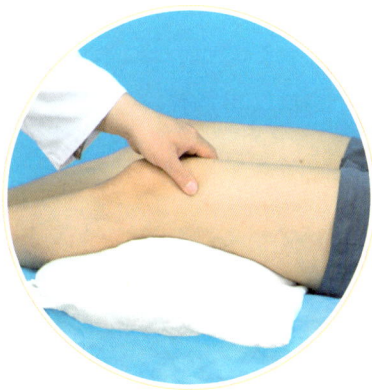

图3-16-3 按揉梁丘

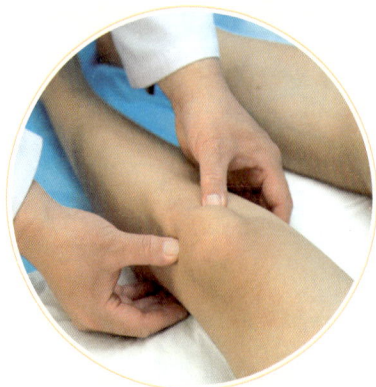

图 3-16-4　按揉膝眼

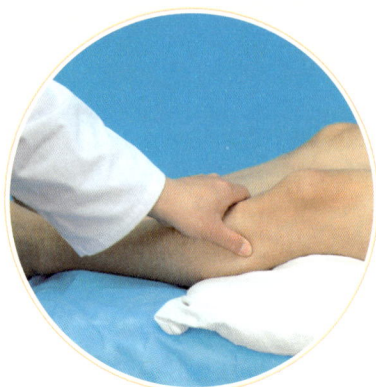

图 3-16-5　按揉阳陵泉

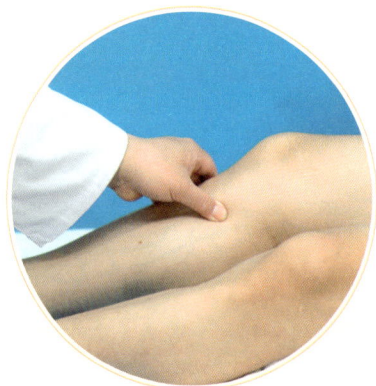

图 3-16-6　按揉阴陵泉

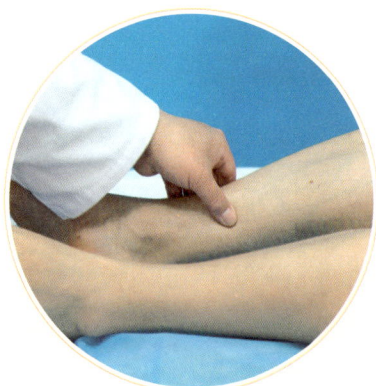

图 3-16-7　按揉三阴交

▼　在膝关节周围及大腿下 1/3 和小腿上 1/3 处用擦法往返治疗。（图 3-16-8、图 3-16-9）

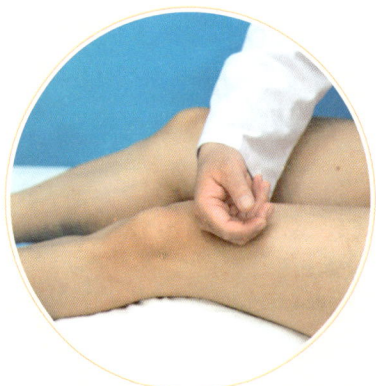

图 3-16-8　擦大腿下 1/3

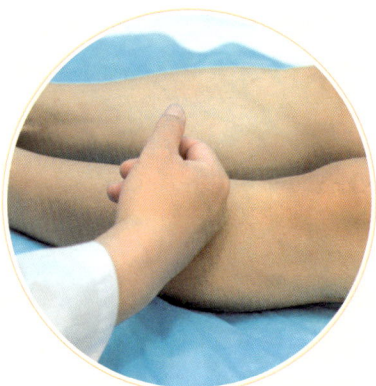

图 3-16-9　擦小腿上 1/3

▶ 用小鱼际擦髌骨两侧

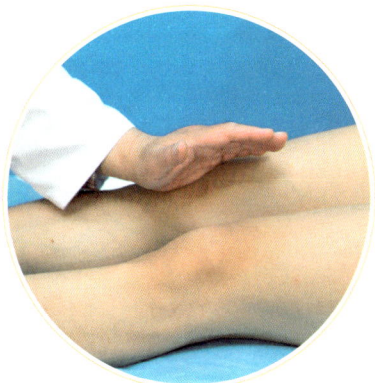

图3-16-10 小鱼际擦髌骨两侧

▼ 用食、中、无名指指端轻叩髌骨及周围，用掌按压髌骨，一按一松，以不痛为度反复操作3~5遍（图3-16-11、图3-16-12）

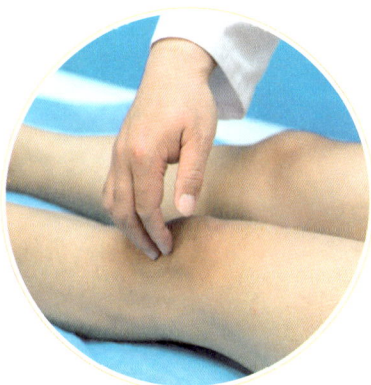

图3-16-11 指端叩髌骨及周围

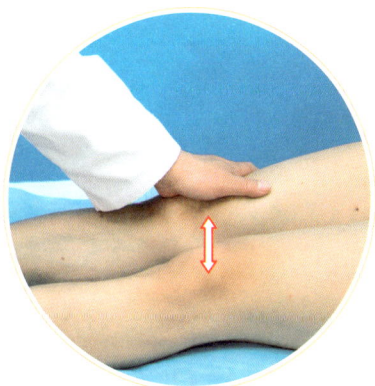

图3 16-12 掌按髌骨

▶ 用五指尖着力，捏住髌骨周缘，用力摩动，但不要使髌骨左右滑动

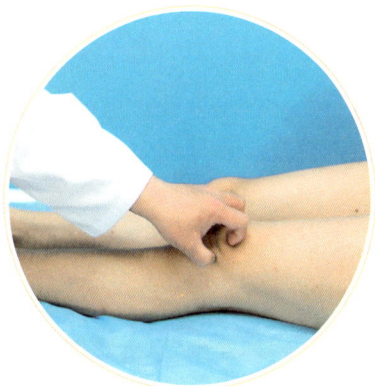

图3-16-13 捏髌骨周缘

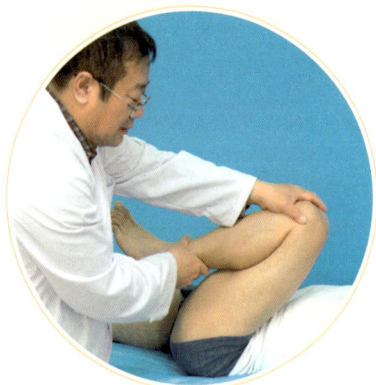

◀ 最后一手握住踝部，
一手按住髌骨，作屈伸膝关
节活动 3~5 次

图 3-16-14　屈膝屈髋

（翟伟　任秋兰　王琦）

第十七节　膝关节内、外侧副韧带扭伤

概述

膝关节侧副韧带损伤是指膝部外伤后引起的膝内侧或外侧副韧带损伤，并出现膝关节疼痛及不稳定的一种病症。临床以膝关节内侧或外侧疼痛、肿胀、皮下瘀斑、关节积液及关节活动受限，小腿内收或外展时疼痛加重为主要特征。膝关节侧副韧带位于膝关节的内、外侧，分为内侧副韧带和外侧副韧带。由于膝关节的生理外翻和膝部外侧易受暴力打击，内侧副韧带的损伤机会较多，严重者可合并内侧半月板或交叉韧带的损伤，从而破坏了膝内侧的稳定性。本病可发生于任何年龄，以运动损伤居多，如足球、滑雪、摔跤等。推拿适用于韧带扭伤及部分断裂者。

病因病机

内侧副韧带由深浅两层组成，深层又称为关节囊韧带，呈三角形，扁宽而坚韧。此韧带可随膝关节的屈伸而前后滑动，当膝关节完全伸直或屈曲时韧带紧张，关节固定，而当膝关节微屈（约 130°~150°）时，韧带松弛，关节不稳，易受损伤。

外侧副韧带为条束状坚韧的纤维束，起于股骨外上髁，止于腓骨小头，与关节囊之间有疏松结缔组织相隔，腘肌腱通过外侧副韧带与外侧半月板之间。膝屈曲时该韧带松弛，伸直时则紧张，和髂胫束一起限制膝关节的过度内翻活动。

当膝关节微屈时，膝关节的稳定性相对较差，如突然受到外翻或内翻应力即可引起内侧或外侧副韧带损伤。由于膝关节呈轻度生理性外翻，且膝外侧容易受到外力的冲击，使膝过度外翻，故临床上内侧副韧带损伤占绝大多数。临床上根据其损伤的程度，一般将本病分为部分断裂，完全断裂，合并半月软骨损伤或膝十字韧带损伤三种类型：韧带损伤后引起局部出血、疼痛、肿胀、日久血肿机化、局部组织粘连，进一步导致膝关节屈伸活动受限（图 3-17-1）。

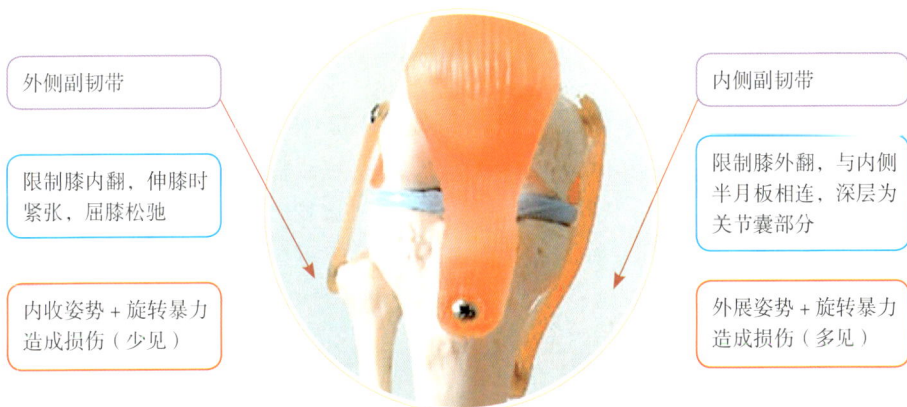

外侧副韧带

限制膝内翻、伸膝时紧张，屈膝松弛

内收姿势 + 旋转暴力造成损伤（少见）

内侧副韧带

限制膝外翻，与内侧半月板相连，深层为关节囊部分

外展姿势 + 旋转暴力造成损伤（多见）

图 3-17-1　膝关节侧副韧带扭伤病因病机

临床表现

侧副韧带拉伤或部分撕裂的患者，一般有明确的外伤史，患者膝关节侧方疼痛，压痛，小腿被动外展或内收时疼痛加剧，跛行，膝侧方有局限性肿胀，2~3 天可出现皮下瘀斑。膝关节伸屈活动受限。内侧副韧带损伤时，疼

痛常放散到大腿内侧、小腿内侧肌群，伴有肌肉紧张或痉挛；外侧副韧带损伤时，疼痛可向髂胫束、股二头肌和小腿外侧放散，并伴有肌肉紧张或痉挛。如合并有半月板损伤则可见到关节内积血。韧带完全断裂者，可触及该断裂处有凹陷感，做侧向运动试验时，内侧或外侧关节间隙有被"拉开"或"合拢"的感觉。

治疗

治疗原则

活血化瘀，消肿止痛。

操作方法

（1）内侧副韧带损伤

▼ 准备手法：患者正坐床边，两腿屈膝下垂。助手坐在患者伤侧，双手固定住大腿下端。医者半蹲于患者正前方，一手由股外侧用拇指、食指扣住髌骨，拇指按住内侧副韧带受伤处，余三指在腘窝部拿住伤膝，另一手则由内侧握住伤肢踝部，轻轻环转摇晃6~7次（图 3-17-2~ 图 3-17-5）。

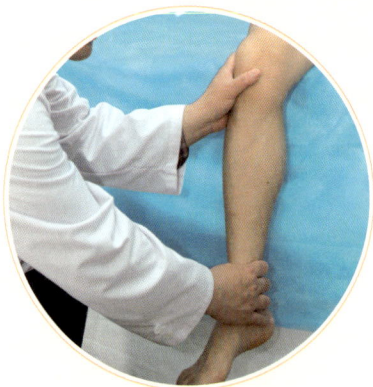

图 3-17-2 坐位摇膝

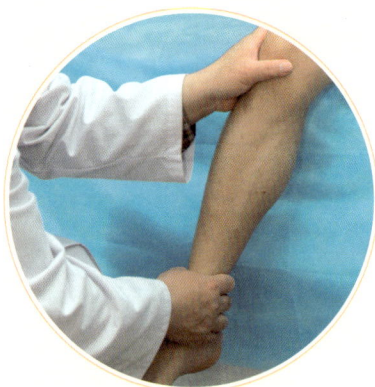

图 3-17-3 坐位摇膝

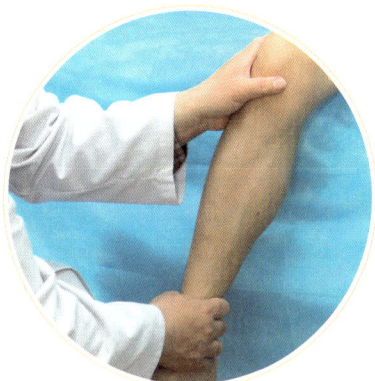

图 3-17-4　坐位摇膝

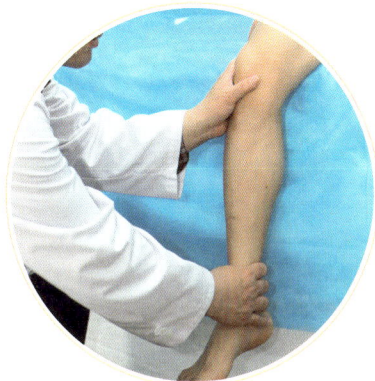

图 3-17-5　坐位摇膝

▶　治疗手法：医者将伤肢屈曲盘膝，大腿外展、外旋，足跟尽量靠近健侧腹股沟部，用拿膝之手的拇指推捻伤处 2 分钟（图 3-17-6）；接着，医者站在伤肢外侧，用拿膝之手按住伤处，握踝之手与助手相对用力拔伸约 1 分钟（图 3-17-7）

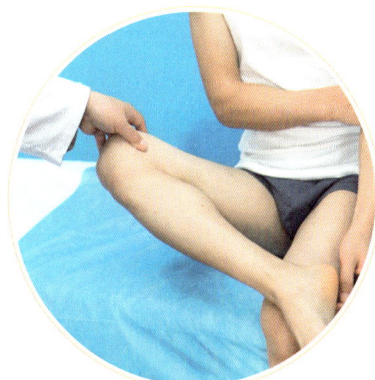

图 3-17-6　拇指推捻伤处

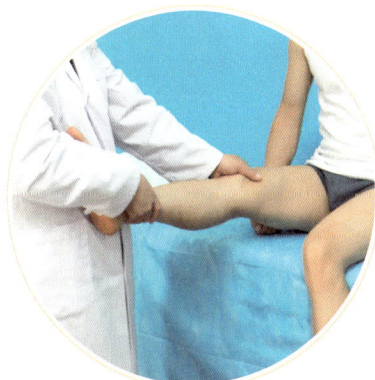

图 3-17-7　拔伸

▶　结束手法：最后，将伤肢拔直，用拇指在伤处捋顺 2 分钟；接着，擦患处 1 分钟，结束治疗；戴护膝固定

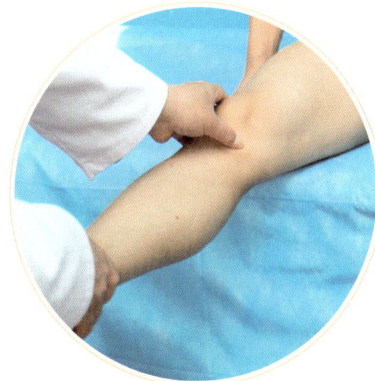

图 3-17-8　捋膝

（2）外侧副韧带损伤

▶ 准备手法：患者侧卧，患肢在上，医者揉膝外侧2分钟

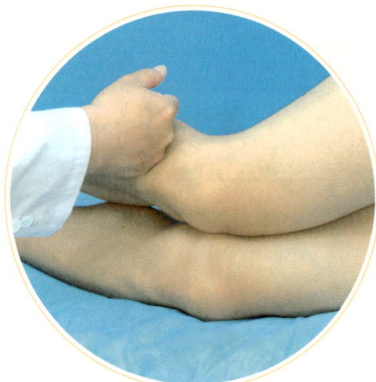

图 3-17-9　揉膝外侧

▼ 治疗手法：一助手固定大腿下端。医者用一手拿膝，拇指按在伤处，另一手拿踝，作小腿的摇法后与助手用力相对牵引1分钟；然后将膝关节屈曲，同时撤去助手，医者尽力使其髋、膝关节屈曲（图3-17-10）。拿膝之手的拇指用力向股内侧推挤按压，将伤肢拔直（图3-17-11）。反复10次。

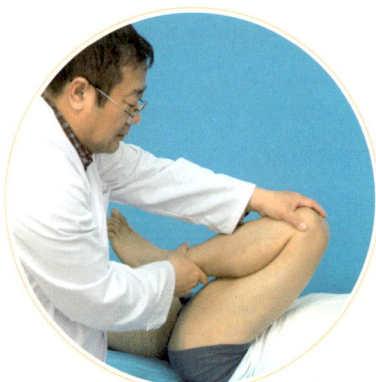

图 3-17-10　屈膝屈髋

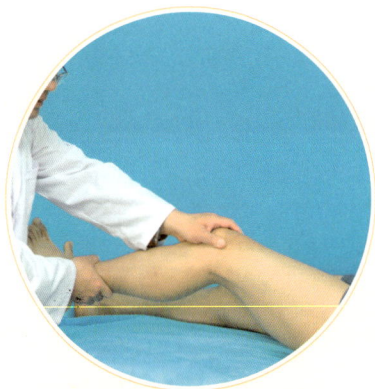

图 3-17-11　推挤拉伸

▶ 结束手法：最后，医者用拇指在伤处进行将顺2分钟，结束治疗；戴护膝固定

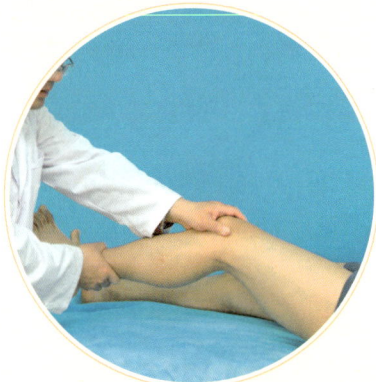

图 3-17-12　将膝

（翟伟　任秋兰　王琦）

180

第十八节　膝关节骨性关节炎

概述

膝关节骨性关节炎是指膝关节的退行性改变和慢性积累性关节磨损而造成的、以膝部关节软骨变性、破坏及骨刺形成为主要病理特征的慢性关节病。又称"膝关节增生性关节炎"、"退行性膝关节炎"、"膝关节骨性关节病"。临床上以中老年人发病多见，女性多于男性。本病属中医"骨痹"范畴。

病因病机

主要与膝关节积累性机械性损伤和膝关节退行性改变有关。

1.损伤

膝关节超负荷反复持久刺激导致关节软骨面、相邻软组织慢性积累性损伤，同时使膝关节内容物耐受力降低。当长时间或跑跳时在关节应力集中部位受到过度磨损，导致关节腔逐渐变窄，关节内容物相互摩擦，产生炎性改变，关节腔内压力增高。异常的腔内压刺激血管和神经，使之反射性地调节减弱，应力下降，形成作用于关节的应力和对抗应力的组织性能失调。

2.退变

老年人软骨基质中黏多糖减少，纤维成分增加，使软骨的弹性减低，承受力学伤害产生退行性改变。中老年人的内分泌系统功能减弱，营养关节软骨的滑液分泌减少，各种化学成分逐渐改变，开始出现骨质疏松，关节软骨下骨的支撑能力下降，更易造成关节软骨的损伤。

临床表现

发病缓慢，有膝关节慢性劳损史。多见于中老年肥胖女性，发病高峰在50~60岁。初起时仅感膝部乏力，逐渐出现行走时疼痛，后为持续性，劳累及夜间疼痛加重，上下楼梯疼痛明显，跑跳跪蹲均受到不同程度的限制，行走时跛行，但无强直，关节活动时可有弹响摩擦音，部分患者可出现关节肿胀，股四头肌轻度萎缩，膝关节周围有压痛，活动髌骨时关节有疼痛感，个别患者可出现膝内翻或膝外翻（图3-18-1）。

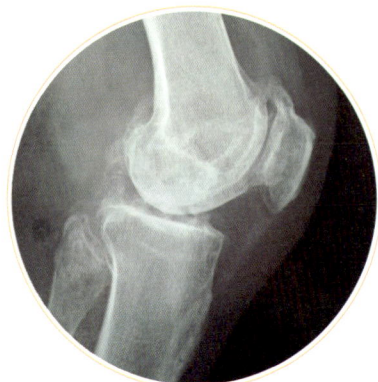

图 3-18-1　膝关节骨性关节炎临床表现

治疗

治疗原则

舒筋通络，活血止痛，滑利关节。

操作方法

▼　按揉法、拿捏法作用于大腿股四头肌及膝髌周围 2 分钟，直至局部发热为度（图 3-18-2、图 3-18-3）

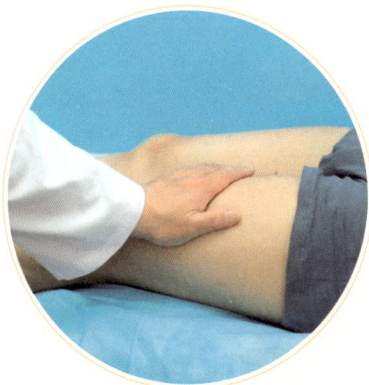

图 3-18-2　按揉大腿股四头肌

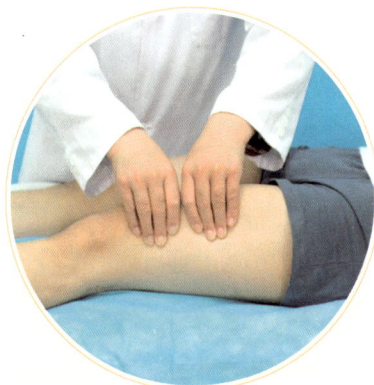

图 3-18-3　拿捏大腿股四头肌

▶ 患者俯卧位，医者施㨰法于大腿后侧、腘窝及小腿后侧约3分钟，重点应在腘窝部；患者仰卧位，再点按梁丘、血海、内外膝眼、阴陵泉、阳陵泉、足三里、委中诸穴4分钟，以局部酸胀为度；并用单手掌根部按揉髌骨下缘，反复10次；医者站在患膝外侧，用双拇指将髌骨向内推挤，同时垂直按在髌骨边缘压痛点，力量由轻逐渐加重，约2分钟；然后作膝关节摇法，同时配合膝关节屈伸、内旋、外旋的被动活动，反复5次（图3-18-4～图3-18-10）

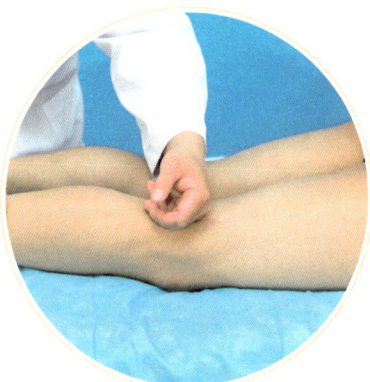

图 3-18-4　㨰大腿后侧、腘窝

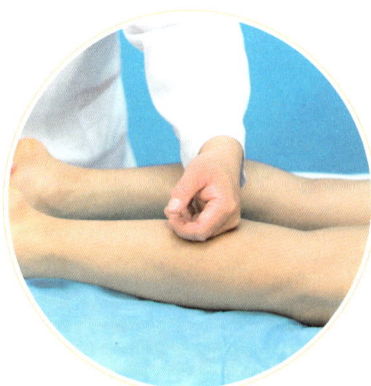

图 3-18-5　小腿后侧

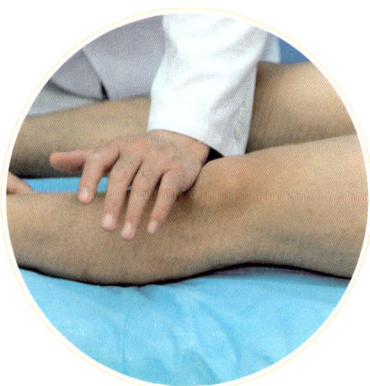

图 3-18-6　掌根按揉髌骨下缘

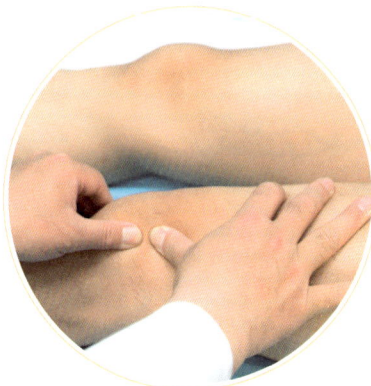

图 3-18-7　双拇指将髌骨向内推挤

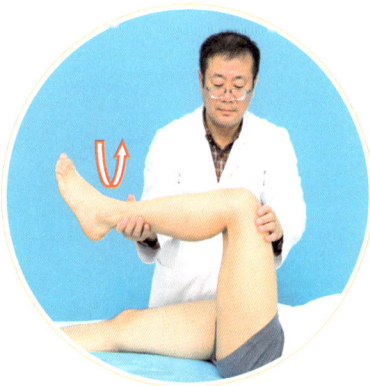

图 3-18-8　摇膝关节

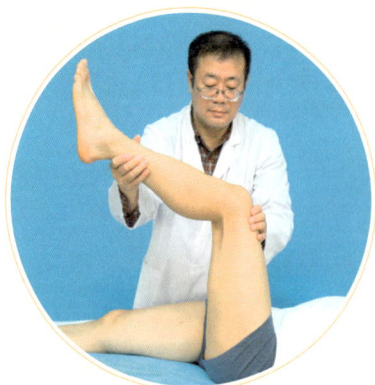

图 3-18-9　摇膝关节

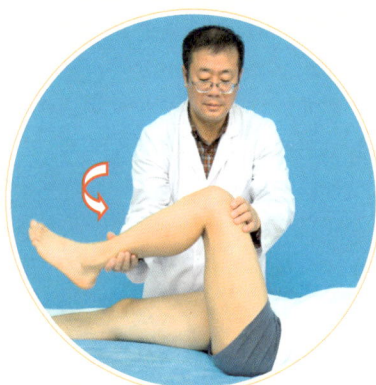

图 3-18-10　摇膝关节

▶　结束手法：最后，在膝关节周围行擦法 2 分钟，以透热为度

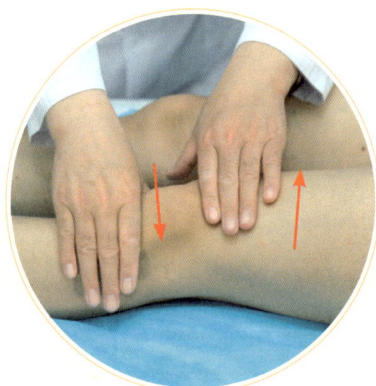

图 3-18-11　擦膝关节周围

（翟伟　任秋兰　王琦）

第十九节　踝关节扭伤

概述

　　踝关节扭伤是临床上常见的损伤之一，多由于行走时不慎，踏在不平物上或腾空后足跖屈落地，足部受力不均，而致踝关节过度内翻或外翻而造成踝部软组织损伤。主要是指韧带的损伤。任何年龄均可发病，尤以青壮年更

为多见。中医称为"踝缝伤筋"。

病因病机

踝关节扭伤多是由于行走时不慎踏在不平的路面上，或腾空后足跖屈落地，足部受力不均，而致使踝关节过度内翻或外翻而造成踝关节扭伤。根据踝部扭伤时足所处位置不同，可分为踝关节外侧副韧带损伤和内侧副韧带损伤（图 3-19-1）。

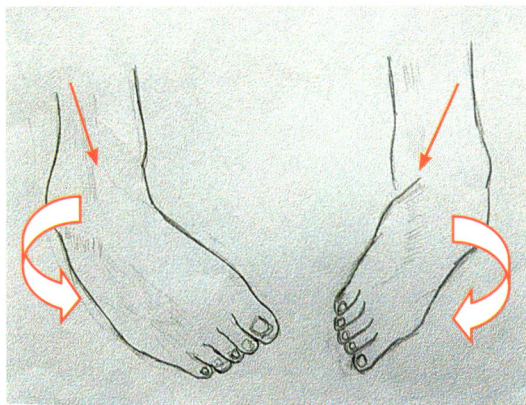

图 3-19-1 踝关节扭伤病因病机

临床表现

（1）疼痛 是踝关节扭伤通常会引起的症状。发生的位置一般是在受伤组织局部，如内翻损伤，则疼痛多在腓骨下方，踝关节的外侧。

（2）肿胀及瘀斑 轻者可见外踝前下方或内踝下方局部肿胀，重者则整个踝关节均肿胀。踝部的软组织较少，损伤后常可引起局部血管破裂，见皮下瘀血明显，尤其是在伤后 2~3 天，皮下瘀血青紫更为明显。

（3）运动受限及不稳定 主要表现为跛行，走路时患足不敢用力着地，踝关节活动的损伤部位疼痛而致关节活动受限。不稳定是由于韧带断裂造成的。尤其是试图在不平坦的表面上行走时，可能会出现这种感觉。如果是在需要踝关节负重、扭转的运动中，则可能会更加明显（图 3-19-2）。

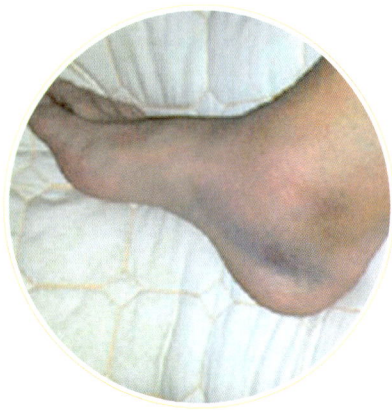

图 3-19-2 踝关节扭伤临床表现

治疗

治疗原则

急性期宜活血化瘀，消肿止痛；慢性期宜理筋通络，滑利关节。

操作方法

（1）新鲜踝关节外侧韧带扭伤

▶ 患者侧卧，伤肢在上，助手用双手握住患者伤侧小腿下端，固定肢体，医生用双手相对拿住患足，两手拇指按住外侧伤处，环转摇晃踝关节8次；用力将足跖屈并内翻位拔伸，然后将足外翻，拇指在伤处进行戳按，反复5次。（图3-19-3、图3-19-4）

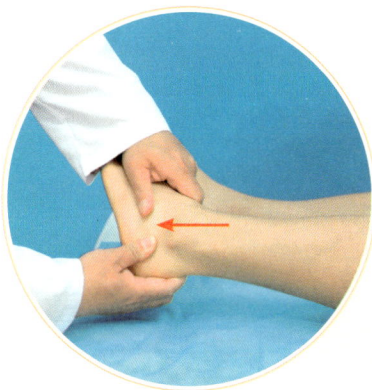

图 3-19-3　内翻拔伸

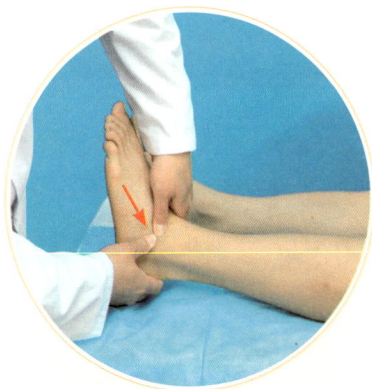

图 3-19-4　外翻戳按

▶ 患者正坐，医生坐在其对面，用一手由外侧握住患足足踝部，拇指按压于伤处，另一手握住患足跖部，作踝关节环转摇法10次；在拔伸状态下将足跖屈后背伸，按压伤处的拇指则用力向下戳按，反复4次。（图3-19-5、图3-19-6）

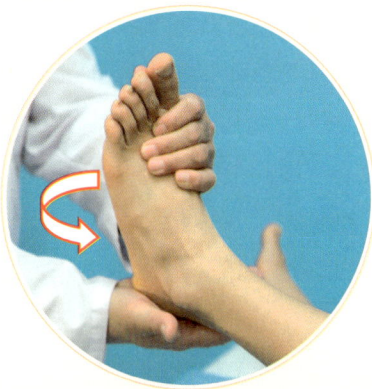

图 3-19-5　踝关节环转摇法

点阳陵泉、绝骨、丘墟、解溪、申脉、金门等穴约3分钟，以有酸胀感为佳，结束治疗。将足外翻位固定一周，可配合外敷消肿止痛中药。

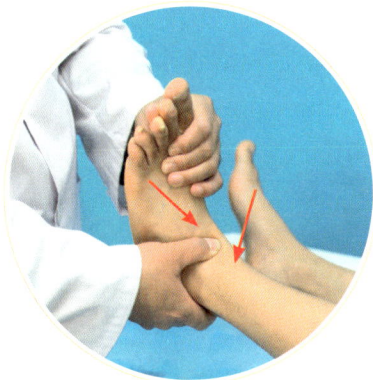

图 3-19-6　背伸戳按

（2）新鲜踝关节内侧韧带损伤

▼　患者侧卧，伤肢在下，助手用双手握住患者伤侧小腿下端，固定肢体，医生用双手相对拿住患足，两手拇指按住内侧伤处，环转摇晃踝关节8次；用力将足外翻位拔伸，然后将足内翻，拇指在伤处戳按，反复5次。（图 3-19-7、图 3-19-8）

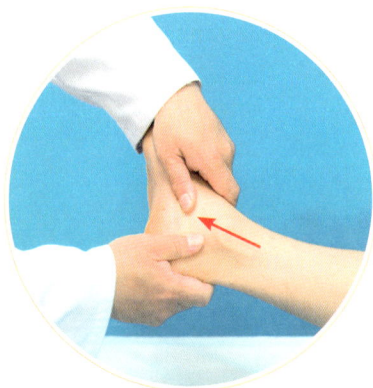

图 3-19-7　外翻拔伸

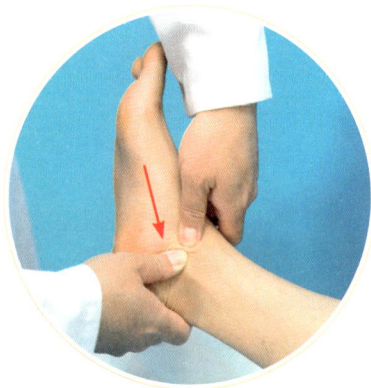

图 3-19-8　内翻戳按

▼ 患者正坐，医生坐在其对面，用一手由内侧握住患足足跟部，拇指按压于伤处，另一手握住患足跖部，作踝关节环转摇法10次；在拔伸状态下将足内翻后背伸，按压伤处的拇指则用力向下戳按，反复4次。（图3-19-9、图3-19-10）

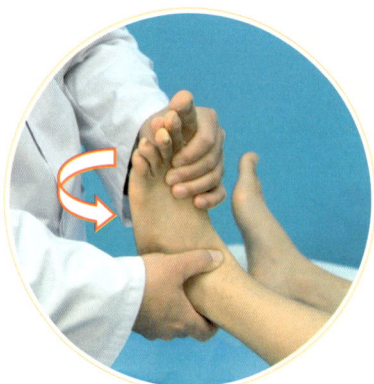

图 3-19-9 环转摇法

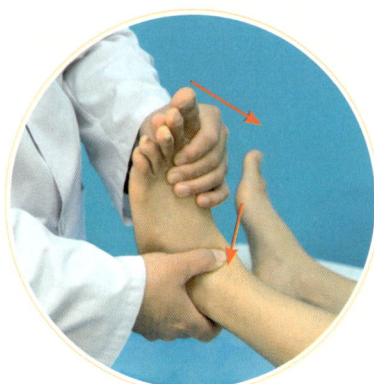

图 3-19-10 内翻背伸戳按

点阳陵泉、绝骨、商丘、然谷、太溪各穴约3分钟，以有酸胀感为佳，结束治疗。将足内翻位固定1周，可配合外敷消肿止痛中药。

（3）踝扭伤恢复期（或慢性期）

▼ 准备手法：患者仰卧，医者用一手由内侧握住患足足跟部，另一手握住患足跖部，作踝关节环转摇法数次。（图3-19-11、图3-19-12）

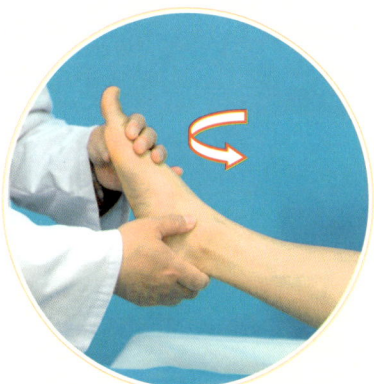

图 3-19-11 踝关节环转摇法

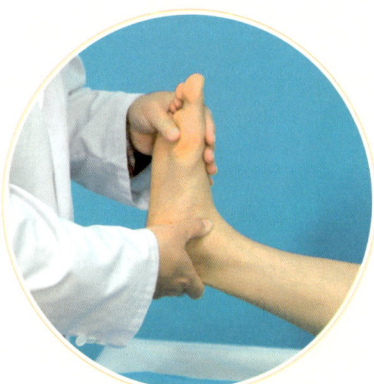

图 3-19-12 踝关节环转摇法

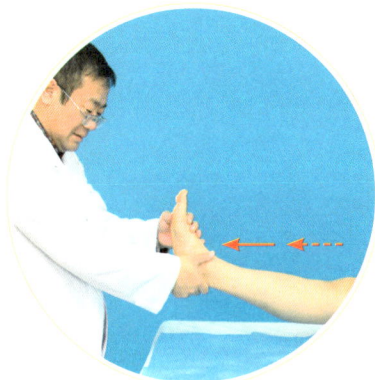

图3-19-13 拔伸顿拉

◀ 治疗手法：接上，用拇指按揉踝周痛点约2分钟，接着双拇指顺肌腱韧带的走向推捋10次；然后，患侧膝关节伸直，一助手用双手握住患者伤侧小腿下端，固定肢体，医生用双手相对拿住患足，用力持续拔伸踝关节，并在患踝有松动感时，行顿拉一下，如有弹响声则更佳

▶ 结束手法：最后，擦热踝部

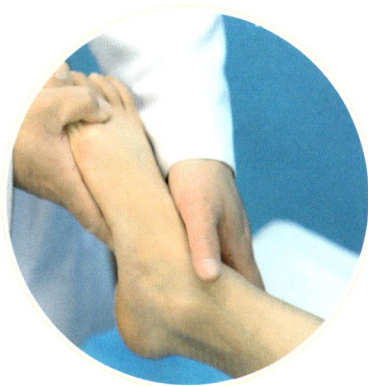

图3-19-14 擦法

（翟伟　任秋兰　王琦）

第二十节　跟痛症

概述

跟痛症是以足跟部疼痛而命名的疾病，是指跟骨结节周围由慢性劳损所引起的以跟骨下肿胀、疼痛及足跟部不能着地行走为主要特征的病症，常伴有跟骨结节部骨赘形成。本病多见于中老年人，尤其体型肥胖的妇女易患此症。

病因病机

足跟部的疼痛主要由以下 2 种疾病造成。

1. 跟腱止点滑囊炎

主要因穿鞋摩擦所致，尤其是女性经常穿高跟鞋，鞋的后面与跟骨结节之间反复摩擦，导致跟骨结节处滑囊发生慢性无菌性炎症，使滑囊增大，囊壁增厚，发生本病。

2. 跖筋膜炎

本病因长期站立在硬地面工作，或因扁平足，使跖腱膜长期处于紧张状态，在其起点处因反复牵拉发生充血、渗出，日久则骨质增生，形成骨刺。（图 3-20-1）

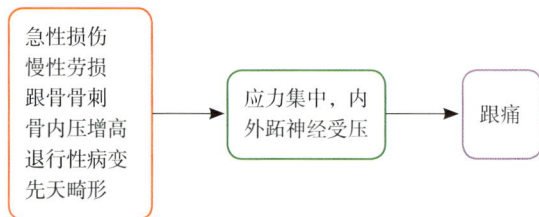

图 3-20-1　跟痛症病因病机

临床表现

1. 跟腱止点滑囊炎

在跟腱附着处肿胀、压痛。走路多时可因鞋的摩擦而产生疼痛。冬天比夏天严重，疼痛与天气变化有关。在跟骨后上方有软骨样隆起。表面皮肤增厚，皮色略红，肿块触之有囊性感及压痛。

2. 跖筋膜炎

站立或走路时，跟骨下面疼痛，疼痛可沿跟骨内侧向前扩展到足底，尤其在早晨起床以后或休息后刚开始走路时疼痛明显，行走一段时间后疼痛反而减轻。

治疗

治疗原则

舒筋通络，活血止痛。

操作方法

► 跟骨下止点滑囊炎：患者仰卧，下肢伸直。医者先用点按法点按三阴交、金门、然谷、照海、昆仑、申脉、涌泉诸穴约3分钟；患者俯卧，患肢膝关节屈曲60°，医者一手拿住患足作背伸固定，使跟腱紧张，另一手用小鱼际处，对准滑囊用力侧击10次。（图3-20-2～图3-20-9）

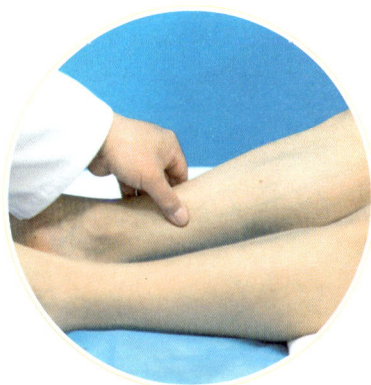

图 3-20-2　点按三阴交

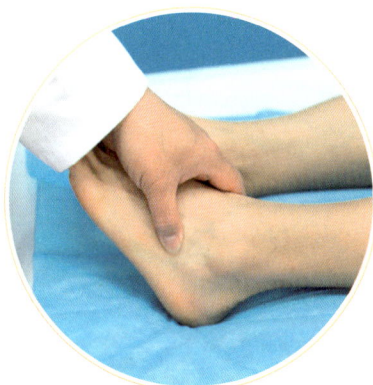

图 3-20-3　点按金门

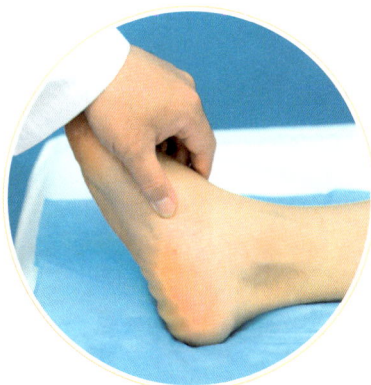

图 3-20-4　点按然谷

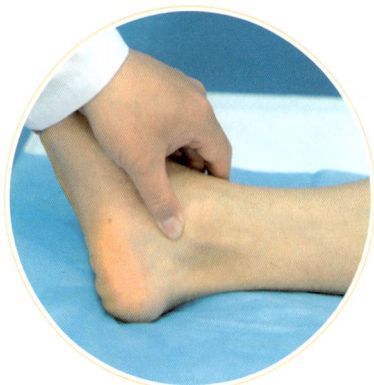

图 3-20-5　点按照海

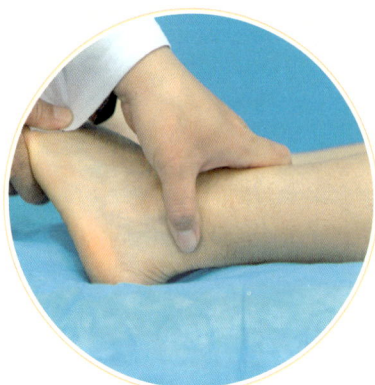

图 3-20-6　点按昆仑

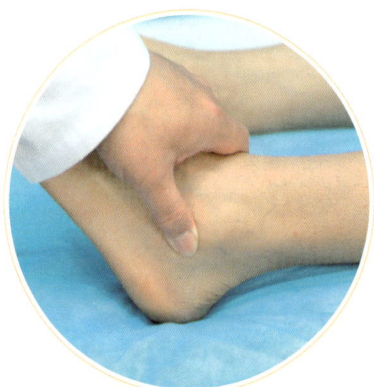

图 3-20-7　点按申脉

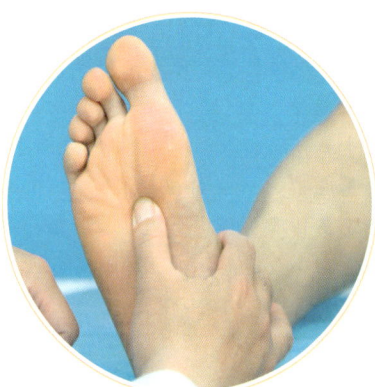

图 3-20-8　点按涌泉

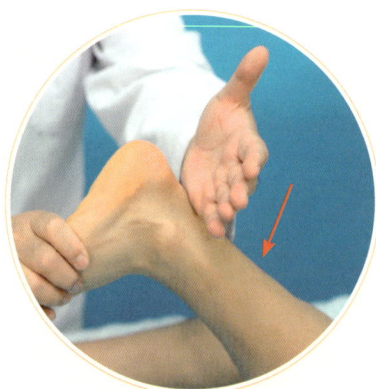

图 3-20-9　小鱼际侧击法

▶ 跖筋膜炎　患者仰卧，下肢伸直。医者先用点按法点按三阴交、金门、然谷、照海、昆仑、申脉、涌泉诸穴约3分钟；然后以拇指点按、揉捻痛点1分钟，以患者能忍受为度；再以擦法及捋顺法沿跖筋膜走行方向进行推擦及捋顺约2分钟，并使足底发热。（图3-20-10~图3-20-18）

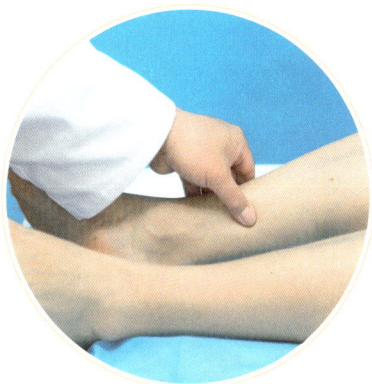

图 3-20-10　点按三阴交

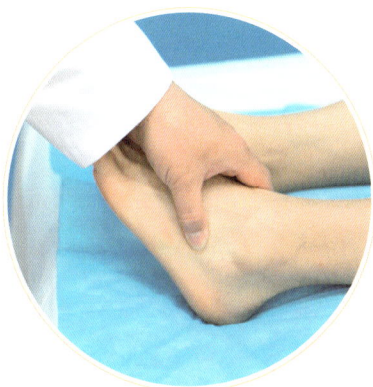

图 3-20-11　点按金门

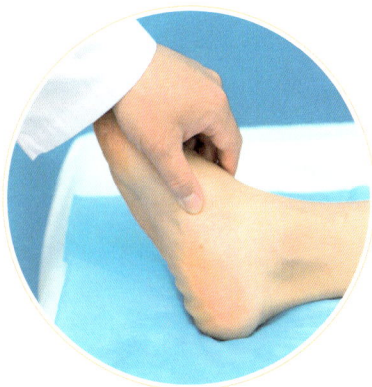

图 3-20-12　点按然谷

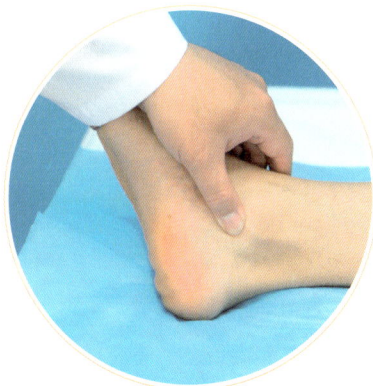

图 3-20-13　点按照海

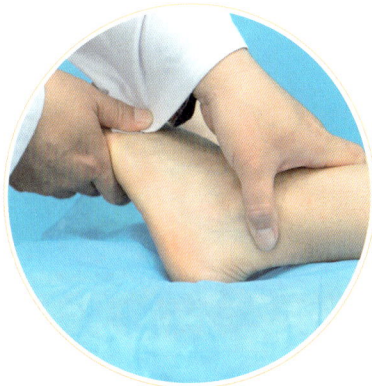

图 3-20-14　点按昆仑

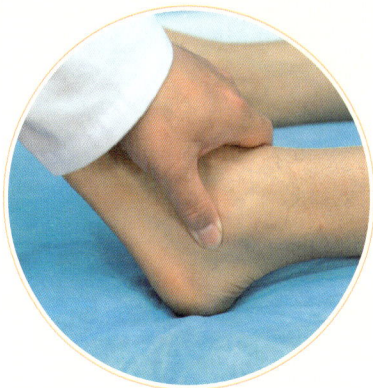

图 3-20-15 点按申脉

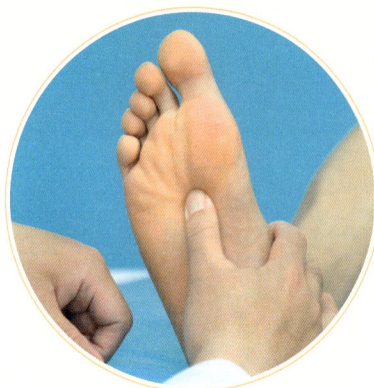

图 3-20-16 点按涌泉

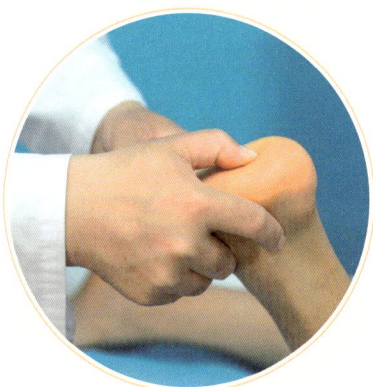

图 3-20-17 拇指点按、揉捻痛点

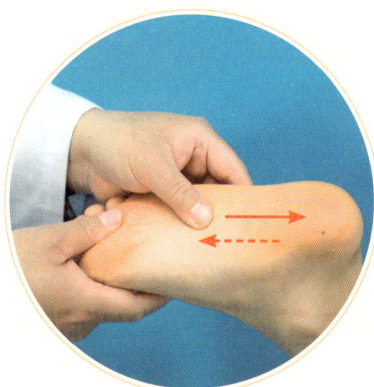

图 3-20-18 推擦抚顺

（翟伟　任秋兰　王琦）

参考文献

[1] 李义凯，翟伟．推拿学 [M]．北京：科学出版社，2012．

[2] 王之虹，于天源．推拿学 [M]．第 3 版．北京：中国中医药出版社，2012．

[3] 范炳华．推拿学 [M]．北京：中国中医药出版社，2008．

[4] 吕明．推拿学 [M]．北京：中国医药科技出版社，2012．

[5] 吕明．推拿治疗学 [M]．北京：中国医药科技出版社，2013．

[6] 宋柏林、于天源．推拿治疗学 [M]．第 2 版．北京：人民卫生出版社，2012．

[7] 石葛明，王学礼，李桂桐等．按摩对肌肉损伤修复作用的形态学研究 [J]．中国运动
医学杂志．1991，10（4）：201-204．